Maria Lohmann

Gelenkschmerzen

➡ Gelenkbeschwerden vorbeugen
und richtig behandeln

➡ Was den Gelenken wirklich hilft

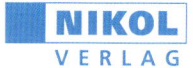

Impressum

Wichtiger Hinweis:

Die im Buch veröffentlichten Ratschläge wurden mit größter Sorgfalt vom Verfasser und Verlag erarbeitet und geprüft. Eine Garantie kann jedoch nicht übernommen werden. Ebenso ist die Haftung des Verfassers bzw. des Verlages und seiner Beauftragten für Personen-, Sach- und Vermögensschäden ausgeschlossen.

Satz & Layout:
Röser MEDIA GmbH & Co. KG, Karlsruhe
Umschlaggestaltung: André Nikol, Hamburg

Druck: Finidr s.r.o.
Printed in the Czech Republic

ISBN: 978-3-86820-498-8

Besuchen Sie uns im Internet:
www.nikol-verlag.de

Bildnachweis:

sebos/Shutterstock: Umschlag; Goran Bogicevic/Shutterstock: S. 9; Ellen Bronstayn/Shutterstock: S. 12; udaix/Shutterstock: S. 17; Monkey Business Images/Shutterstock: S. 19; wavebreakmedia/Shutterstock: S. 35; ESB Professional/Shutterstock: S. 45; Maria Lohmann: S. 46; lightwavemedia/Shutterstock: S. 1, 53; Y Photo Studio/Shutterstock: S. 65; MJTH/Shutterstock: S.79; Wolfilser/Shutterstock: S. 93

Inhalt

Vorwort

„Der Mensch ist so jung wie seine Gelenke" – Dieses Sprichwort beschreibt treffend den Umstand, dass Lebensqualität, Wohlbefinden und Mobilität entscheidend vom Zustand unserer Gelenke abhängen. Wer allerdings glaubt, dass Gelenkverschleiß (Arthrose) und Gelenkentzündungen (Arthritis) erst im hohen Alter auftreten, der irrt. Bereits bei der Hälfte aller 30-Jährigen lässt sich eine Gelenkabnutzung nachweisen. Nach dem 50. Lebensjahr ist fast jeder betroffen. Jeden kann es treffen, ob jung oder alt, sogar ohne Übergewicht. Übrigens sind es oft die besonders Engagierten, die von Gelenkbeschwerden betroffen sind: fleißig im Beruf, in der Familie, sportlich aktiv. Und häufig trifft es Frauen mit vielfältigen Belastungen, die sich neben der Arbeit und Betreuung ihrer Familie zusätzlich um die körperlich anstrengende Pflege von Eltern oder Angehörigen kümmern müssen.

Eine Arthrose entsteht durch die Schädigung und den Rückgang des Gelenkknorpels. Dabei herrscht noch immer die fatale Meinung, dass bei einem Verschleiß der Gelenke nichts zu machen sei. Die wenigsten wissen, dass es natürliche wirksame Möglichkeiten gibt. Dabei gilt: Je eher Sie etwas gegen Ihre Gelenkprobleme unternehmen, desto besser. Wie und welche Vorbeugungsmöglichkeiten es gibt, das erfahren Sie in diesem Buch.

Nicht weniger wichtig als die Nährstoffversorgung ist Bewegung, am besten individuell auf Sie zugeschnitten, denn nur durch Bewegung gelangen die erforderlichen Nährstoffe und Bausteine auch in das Knorpelgewebe. Gesunde Ernährung, physikalische Maßnahmen, Homöopathie und Heilpflanzen machen die Behandlung komplett.

Die Informationen und Hinweise können natürlich eine ärztliche Untersuchung nicht ersetzen. Generell gilt, dass Sie alle schmerzhaften Beschwerden der Gelenke abklären lassen.

Gesunde und geschmeidige Gelenke wünscht Ihnen

Maria Lohmann

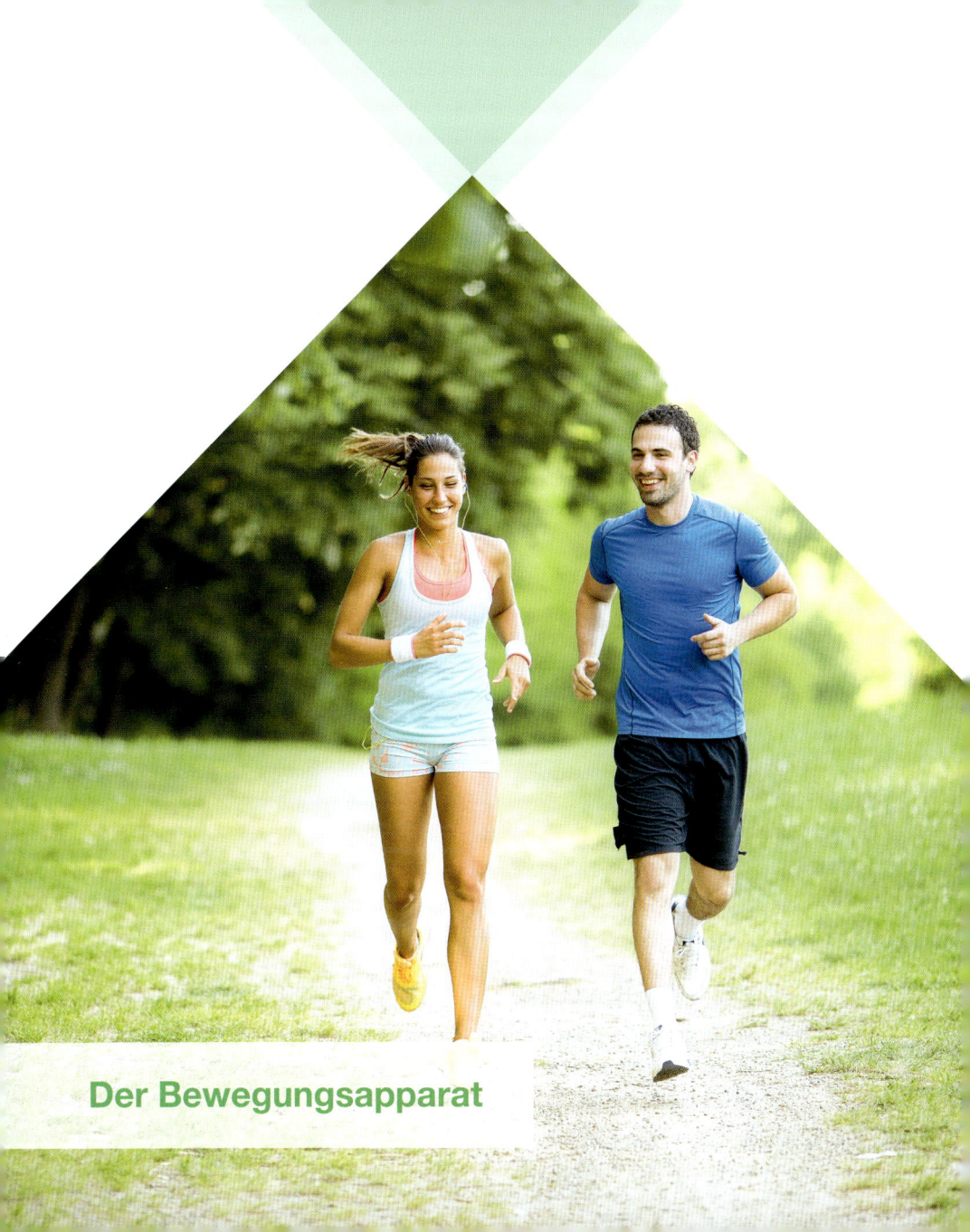

Der Bewegungsapparat

Volkskrankheit Gelenkbeschwerden

Allein in Deutschland leiden mehr als zehn Millionen Menschen zeitweise und über fünf Millionen ständig unter Gelenkbeschwerden. Als Volkskrankheit gilt dabei die Arthrose. Ihre Folgen sind nur allzu gut bekannt: Schmerz und eingeschränkte Beweglichkeit. Nach Schätzungen des Berufsverbandes der Fachärzte für Orthopädie ist aber nur ein Viertel der Betroffenen in ärztlicher Behandlung.

Die steigende Tendenz von Gelenkerkrankungen hängt mit der durchschnittlichen Lebenserwartung zusammen, die seit den letzten 150 Jahren kontinuierlich zugenommen hat. Obwohl das Alter einen Risikofaktor für Arthrose darstellt, muss das nicht zwangsläufig heißen, dass auch Beschwerden auftreten. Entscheidend ist vielmehr, weitere bedeutsame Risikofaktoren wie mangelnde Bewegung oder ungenügende Nährstoffversorgung auszuschalten.

Im Laufe des Lebens verliert der Knorpel an Elastizität und Widerstandskraft. Aber schon lange bevor sich Beschwerden bemerkbar machen, kann es zu Störungen im Gelenkstoffwechsel kommen. Lässt sich dieser Prozess aufhalten? In gewissen Grenzen ja. Sie können etwas gegen diese Veränderungen unternehmen: indem Sie dem Knorpel alles anbieten, was er braucht: Nährstoffe und Bewegung.

Was die Muskeln mit Gelenkbeschwerden zu tun haben

Mit zunehmendem Alter nimmt der Muskelanteil ab und die Körperfettanteil zu. Das hängt zum einen mit der nachlassenden Bewegung und andererseits der Ernährung zusammen. Je weniger die Muskulatur beansprucht wird, umso mehr bildet sie sich zurück. Eine kräftige Muskulatur ist wichtig, da sie die Gelenke stützt und stabilisiert. Häufig werden die Beschwerden weniger durch Gelenkveränderungen, sondern auch durch ausgeprägte Muskelverspannungen ausgelöst. Es gibt jedoch zu jeder Zeit die Möglichkeit, die Muskulatur durch regelmäßiges, moderates Training wieder aufzubauen (siehe Seite 85).

Checkliste Gelenke

Welche Risikofaktoren haben Sie?

1. Sind in Ihrer Familie (Eltern, Geschwister, Großeltern) rheumatische Erkrankungen wie Arthrose und Arthritis bekannt?
2. Üben Sie eine sitzende Tätigkeit aus und haben allgemein sehr wenig Bewegung?
3. Üben Sie eine einseitige Tätigkeit aus, zum Beispiel am Computer oder Fließband, die bestimmte Gelenke ständig monoton belastet?
4. Haben Sie Beschwerden beim Treppensteigen oder Abwärtsgehen?
5. Sind Ihre Gelenke morgens oder nach langem Sitzen steifig und kommen Sie nur langsam in Schwung?
6. Spüren Sie Ihre Gelenke bei nassem und kaltem Wetter?
7. Haben Sie Übergewicht?
8. Haben Sie gelegentlich Schmerzen in einem Gelenk?
9. Fühlen sich Ihre Gelenke morgens wie eingerostet an?
10. Haben Sie X- oder O-Beine?
11. Essen Sie eher ungesund (d. h. viel Fast Food, wenig Obst, Gemüse) sowie viel Fleisch und tinken Sie häufig Alkohol?
12. Treiben Sie Leistungs- oder Extremsport? Oder machen Sie Sportarten wie Tennis, Squash, Fußball oder Handball?

Wenn Sie mehr als vier Fragen mit „Ja" beantworten können, besteht ein erhöhtes Risiko für Gelenkerkrankungen.

Wann zum Arzt?

Die Informationen und Hinweise in diesem Buch können eine ärztliche Untersuchung nicht ersetzen. Generell gilt, dass Sie alle schmerzhaften Beschwerden der Gelenke abklären lassen sollten.

Keine Bewegung ohne Gelenke

Ob Gehen, Heben, Springen oder Laufen – ohne unsere Gelenke könnten wir keine dieser Bewegungen ausführen. Tausende Male am Tag sind unsere Gelenke im Einsatz – meistens, ohne dass wir das bewusst wahrnehmen. Man kann sich leicht vorstellen, welche Einschränkungen drohen, wenn die Funktionsfähigkeit unserer Gelenke gefährdet ist.

Aufbau und Funktion der Gelenke

Der Mensch hat mehr als 140 Gelenke. Sie stellen die Verbindung zwischen zwei Knochen her und schaffen damit die Voraussetzung für unsere Beweglichkeit. Sie machen erst möglich, dass wir unser Knie beugen, unseren Arm abwinkeln oder mit den Händen greifen können.

Gelenke haben die Funktion, einerseits eine hohe Beweglichkeit zu ermöglichen und andererseits große Stabilität zu garantieren. Die einzelnen Gelenke unterscheiden sich zwar hinsichtlich ihrer Form und ihrer Funktion, weisen aber immer die gleichen Strukturen auf. Im engeren Sinn besteht ein Gelenk aus den drei Bestandteilen Gelenkfläche mit Knorpel, Gelenkhöhle und Gelenkkapsel. Doch die Struk-turen um das eigentliche Gelenk sind nicht weniger wichtig, denn Bewegung ist ein Gemeinschaftswerk von Bändern, Muskeln und Gelenk. Sie bilden eine funktionelle Einheit:

- Zwei Knochen(-enden), die das Gelenk bilden (z. B. Oberschenkel- und Unterschenkelknochen, Gelenkkopf und Pfanne)
- Gelenkknorpel
- Gelenkkapsel (von der Gelenkinnenhaut ausgekleidet, die Blutgefäße und Nerven enthält und Gelenkschmiere bildet)
- Bänder
- Sehnen
- Muskeln

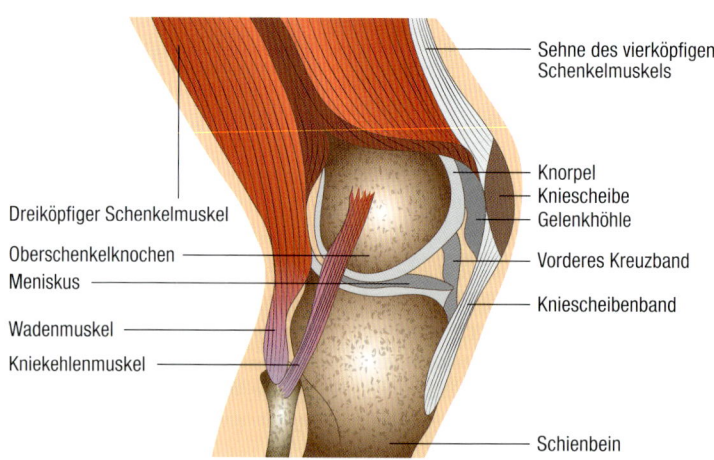

Dreiköpfiger Schenkelmuskel
Oberschenkelknochen
Meniskus
Wadenmuskel
Kniekehlenmuskel

Sehne des vierköpfigen Schenkelmuskels
Knorpel
Kniescheibe
Gelenkhöhle
Vorderes Kreuzband
Kniescheibenband
Schienbein

Wie funktioniert ein Gelenk?

Im Prinzip sind alle Gelenke ähnlich aufgebaut: Jedes Gelenk besteht aus einem (gewölbten) Gelenkkopf und einer (ausgehöhlten) Gelenkpfanne. Im Idealfall sind Form und Position der beiden Gelenkanteile exakt aufeinander abgestimmt und aneinander angepasst. Beim Hüftgelenk ist das der Fall: Der runde Kopf des Oberschenkelknochens sitzt sicher eingebettet in der Pfanne des Hüftknochens, was Beweglichkeit bei gleichzeitig hoher Stabilität garantiert.

Bei anderen Gelenken wie der Schulter oder dem Knie ist der Pfannenteil hingegen flacher ausgebildet. Diese unzureichende Passform gleichen die halbmondförmigen Menisken (Knorpelscheiben) im Kniegelenk aus. Dank der Konstruktion der Gelenke und dem Knorpelüberzug werden Belastungen nicht punktförmig, sondern auf die größere Oberfläche der Gelenkknochen verteilt. So kann das Gelenk große Lasten und Beanspruchungen ertragen.

Die Gelenkknochen sind von einer Knorpelschicht überzogen, die – je nach Belastung des Gelenks – etwa fünf Millimeter dick ist. Ein gesunder und intakter Knorpel hat eine glatte und glänzende Oberfläche. Er schützt die Knochen, wirkt als Polster und Stoßdämpfer und verringert eine mögliche Reibung.

Die Gelenkkapsel schließt die Gelenkhöhle nach außen ab. Die innere Kapselschicht bildet die Gelenkschmiere (Synovia), die einerseits den Knorpel mit Nährstoffen versorgt und andererseits als Schmiermittel und Schutzfilm das mü-

helose Gleiten der Gelenkflächen erlaubt. Eine Schicht aus Muskeln und Bändern schützt und stabilisiert das Gelenk. Bewegung ist zum Erhalt oder Aufbau von Muskulatur daher wichtig.

So belasten wir unsere Gelenke

Fast alle Bewegungsabläufe belasten unsere Gelenke in hohem Maße. Bei richtiger Ernährung mit der idealen Nährstoffversorgung und guter Gelenkpflege bewältigt der Knorpel diese Belastungen das ganze Leben lang.

- Gehen: Das Hüftgelenk wird mit etwa dem vierfachen Körpergewicht belastet.
- Joggen: Bei der Landung müssen die Gelenke das Sechsfache des Körpergewichtes abfangen.
- Kniebeuge: Das fünffache Körpergewicht lastet auf den Knie- und Fußgelenken.

Verschiedene Arten von Gelenken

Nicht alle Gelenke sind gleich beweglich: Scharniergelenke ermöglichen Bewegungen nur um eine Achse (ähnlich den Scharnieren an den Türen), während Kugelgelenke Bewegungen um drei Achsen gestatten und damit eine sehr viel größere Beweglichkeit besitzen. Mobilität aber hat ihren Preis, denn je komplexer (z. B. Kniegelenk) oder flexibler (z. B. Schultergelenk) ein Gelenk aufgebaut ist, desto anfälliger ist es auch für Verschleiß.

Verschiedene Gelenktypen

Gelenktyp	Wo im Körper?	Beweglichkeit
Scharniergelenk	Ellbogengelenk, Fingergelenk, Kniegelenk, Sprunggelenk	Beuge- und Streckbewegungen
Kugelgelenk	Hüftgelenk, Schultergelenk	Bewegung in alle Richtungen
Eigelenk	Handgelenk	Ähnlich wie das Kugelgelenk, aber Bewegung nur in zwei Ebenen möglich
Sattelgelenk	Daumengrundgelenk	Greiffunktion der Hand
Ebene Gelenke	Wirbelsäule	Drehbewegung

Das Zusammenspiel mit Muskeln, Sehnen und Bändern

Gelenke und Muskulatur sind Partner und direkt aufeinander angewiesen: Nur wenn die Muskulatur kräftig ist, kann sie das Gelenk auch ausreichend stützen und stabilisieren. Über Sehnen, kräftige Bindegewebsstränge, sind die Muskeln mit dem Knochen verbunden. An stark beanspruchten Stellen, wie im Bereich der Hand, liegen die Sehnen zum Schutz in einer Art Kanal, den Sehnenscheiden.

Auch die Bänder bestehen aus festem Bindegewebe. Sie verbinden die Knochen direkt miteinander. Im Gegensatz zu den Muskeln sind die Bänder starr und lassen sich nicht zusammenziehen. Sie schränken die Beweglichkeit ein und begrenzen den Bewegungsspielraum, um das Gelenk vor Verrenkungen und schädlichen Bewegungen zu schützen. Beim Umknicken des Fußes oder bei Sportverletzungen können die Bänder abnorm gedehnt werden oder sogar reißen (Bänderriss). Geschädigte Bänder sind ein möglicher Risikofaktor für Gelenkverschleiß, da durch die abnorme Beweglichkeit der Knorpel abgeschliffen wird.

Die Schlüsselrolle des Gelenkknorpels

Obwohl der Knorpel nicht mehr als ein paar Millimeter stark ist, spielt er in der Gelenkfunktion die Schlüsselrolle. Von ihm hängt es ab, wie und ob sich eine Arthrose entwickelt. Er ist Ausgangspunkt für den Beginn einer Arthrose.

Was wie ein einfacher Gelenküberzug aussieht, ist in Wirklichkeit ein kompliziertes Netzwerk aus Knorpelzellen (Chondrozyten) und elastischen Kollagenfasern (Gerüst des Knorpels), die von einer Wasser bindenden Grundsubstanz umgeben sind. Dieser charakteristische Aufbau ist Voraussetzung für die Elastizität und enorme Druckfestigkeit des Knorpels.

Aufbau des Knorpels

Die rundlichen, in die Grundsubstanz und Kollagenfasern eingebetteten Knorpelzellen sind die eigentlichen Stoffwechselzentren. Sie sind verantwortlich für Neubildung und Regeneration von Kollagen und Knorpelmasse. Um dieser Aufgabe gerecht zu werden, sind die Knorpelzellen auf die unentwegte Versorgung mit Wasser, Zucker und Aminosäuren durch die Gelenkflüssigkeit angewiesen.

Aus diesen Nährstoffen liefern sie das Baumaterial für Knorpelwachstum (im Kinder- und Jugendalter) und versorgen die Knorpelmasse mit Zucker und Eiweißen. Die Grundsubstanz besteht nämlich aus einem Geflecht von Eiweiß und Eiweiß-Zucker-Verbindungen (Proteoglykane). Diese Eiweiß-Zucker-Verbindungen verleihen Spannkraft und Elastizität und binden Wasser. (Knorpel besteht etwa zu 60 bis 70 % aus Wasser.) Mit dem Flüssigkeitsgehalt wächst die Spannkraft und Belastbarkeit des Knorpels.

Mit zunehmendem Alter verändert sich die Qualität des Knorpels: Die Zucker-Eiweiß-Verbindungen und die Fähigkeit, Wasser zu speichern, nehmen ab. Folge: Elastizität und Spannkraft des Knorpels lassen nach.

Verschiedene Knorpelarten im Körper

Im Körper gibt es verschiedene Knorpelarten. Der (hyaline) Knorpel, der die Gelenkflächen überzieht, ist elastisch und von hoher Druckfestigkeit. Er hat wenig Fasern. Dagegen durchzieht den Knorpel von Bandscheiben und Menisken (Knorpelscheiben des Kniegelenks) ein dichtes Netz von Bindegewebsfasern. Dieser Aufbau garantiert eine hohe Widerstandskraft gegenüber mechanischen Belastungen.

Die Ernährung des Knorpels

Der Knorpel besitzt keine direkte Anbindung an den Blutkreislauf. Er muss alle lebenswichtigen Nährstoffe aus der Gelenkflüssigkeit (Gelenkschmiere) aufnehmen, quasi herausfischen. Diese Flüssigkeit wird von der Gefäßinnenhaut, die zahlreiche Blutgefäße enthält, in den Gelenkspalt abgegeben. Über Diffusion gelangen frische Nährstoffe zum Knorpel, Abfallstoffe werden abtransportiert. Der stete Wechsel von Druckbelastung und Entlastung des Knorpels, wie etwa beim Gehen, beschleunigt gleichsam wie eine Pumpe diesen Transport.

Dass der Knorpel keine Blutgefäße besitzt, hat Vor- und Nachteile. Vorteil: Er kann damit wesentlich stärkeren Belastungen standhalten. Wäre er von Blutgefäßen durchzogen, würden diese bei jeder Bewegung abgedrückt. Nachteil: Er ist von der Versorgung mit Nährstoffen durch die Gelenkflüssigkeit abhängig und ist daher weniger regenerationsfähig. Verletzungen des Knorpels heilen aus diesem Grund wesentlich schlechter als andere Gewebearten.

Bewegung hält den Knorpel fit

Bewegung ist Lebenselixier für die Gelenke: Erst durch regelmäßige Bewegung kann der gefäßfreie Knorpel die wertvollen Nährstoffe aufnehmen. Ähnlich wie ein Schwamm, der zusammengedrückt wird und sich wieder ausdehnt, funktioniert auch der Knorpelstoffwechsel. Bei jedem Schritt wird der Knorpel „massiert" und (leicht) zusammengedrückt. Durch diesen Pumpmechanismus werden frische Nährstoffe in den Knorpel gepresst. Lässt die Druckbelastung nach, fließt die Flüssigkeit in den Gelenkspalt zurück und nimmt auf diesem Wege auch Abbauprodukte aus dem Knorpel mit. Diese Stoffe werden von der Gelenkinnenhaut aufgenommen und über den Blutweg weggeschafft.

Man kann sich leicht vorstellen, dass eine eingeschränkte Beweglichkeit oder dauerhafte Druckbelastung auch zu Ernährungsstörungen des Knorpels führen kann. Durch fehlende Bewegung bleiben Abbauprodukte im Knorpel liegen, wichtige Nährstoffe werden nicht in ausreichender Menge hintransportiert.

„Viel bewegen, aber (die Gelenke) wenig belasten" – so lautet die grundlegende Empfehlung. Gelenkschonend sind in der Regel Sportarten wie Walken, Nordic Walking, Schwimmen (kein Brustschwimmen), Aquajogging und Radfahren, also gleichmäßig ablaufende, runde Bewegungen. Joggen, Tennis oder Fußball sind zwar gut für die Fitness, aber die oft abrupten und intensiven Drehbewegungen tun den Gelenken nicht so gut.

Aktiv Muskelkraft aufzubauen, ist grundsätzlich sehr wichtig, denn kräftige Muskeln schützen und stabilisieren die Gelenke und verringern zudem die Sturzneigung.

Übrigens zeigen aktuelle Untersuchungen, dass sich der Start für regelmäßige Bewegung und Sport noch in jedem Lebensalter für Körper, Gelenke und Muskelkraft auszahlt, auch wenn man vorher ein Bewegungsmuffel war. Also besser spät als nie!

Treibstoff für die Gelenkfunktion

Der Knorpel ist auf die ununterbrochene Versorgung mit wichtigen Nährstoffen (Eiweiß, Zucker, Vitamin C) durch die Gelenkflüssigkeit angewiesen. Einmal ins Blut aufgenommen, beeinflussen die Nährstoffe, die wir mit der Nahrung aufnehmen, über das Blut auch die Gelenkflüssigkeit. Sie enthält wichtige Nährstoffe wie Mineralstoffe, Zucker und Eiweiß.

Ein wichtiger Bestandteil sowohl des Knorpels als auch der Gelenkschmiere sind Proteoglykane, die unter anderem aus Aminosäuren gebildet werden. Diese Verbindungen sind in der Lage, große Mengen Wasser an sich zu binden und ermöglichen das „reibungslose" Funktionieren der Gelenke. Sind zu wenige Proteoglykane vorhanden, geht das auf Kosten der Elastizität. Bei einer mangelhaften Versorgung mit Nährstoffen muss der Gelenkknorpel verdorren wie eine Pflanze ohne Wasser. Ist der Knorpel zerstört, reiben die Knochen schmerzhaft direkt aufeinander.

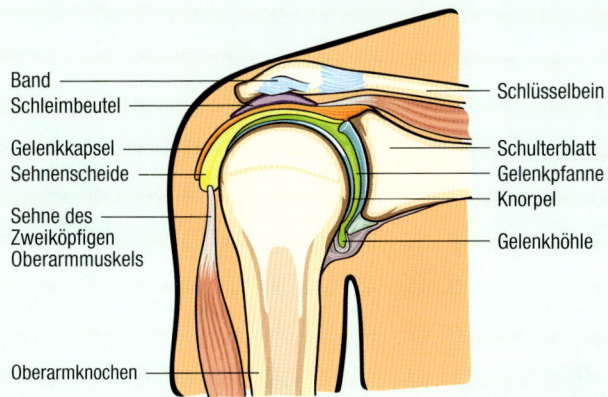

Band — Schlüsselbein
Schleimbeutel

Gelenkkapsel — Schulterblatt
Sehnenscheide — Gelenkpfanne
— Knorpel
Sehne des — Gelenkhöhle
Zweiköpfigen
Oberarmmuskels

Oberarmknochen —

Die Strukturen eines Gelenks und ihre Aufgaben

Knochen: Sie sind durch Gelenke miteinander verbunden. Sie bilden Gelenkkopf und -pfanne. Eine spezielle Gitterstruktur im Innern aus feinen Knochenbälkchen macht den Knochen leicht und verleiht ihm eine enorme Widerstandkraft gegenüber Druckbelastung und Biegung.

Knorpel: Die Knochenenden sind mit einer Schicht aus glattem Knorpel überzogen, einem widerstandsfähigen und gleichzeitig sehr elastischen Gewebe, das die Knochensubstanz schützt. Durch seine Elastizität wirkt der Knorpel wie ein Stoßdämpfer, der Bewegungen und Erschütterungen abfängt. Die glatte Oberfläche garantiert reibungslose Bewegungen

Gelenkkapsel: Sie umschließt das Gelenk von außen wie eine Manschette und stabilisiert es. Die Kapsel besteht aus zwei Schichten. Die äußere Schicht besteht aus festem Bindegewebe

und Fasern. Sie verbindet die Knochen miteinander. Die innere Schicht ist die Gelenkinnenhaut.

Gelenkinnenhaut: Diese innere Schicht der Gelenkkapsel enthält zahlreiche Blutgefäße, Nerven und Lymphgefäße. Sie produziert die Gelenkschmiere, die in den Gelenkspalt abfließt.

Gelenkschmiere: Sie wird von der Gelenkinnenhaut in den Gelenkspalt abgesondert und „schmiert" das Gelenk. So sorgt sie für Gleitfähigkeit und ernährt den Knorpel mit wichtigen Nährstoffen wie Mineralstoffen.

Blutgefäße: Sie liegen in der Gelenkinnenhaut, nicht im Knorpel. Sie bringen Nährstoffe zum Gelenk.

Nerven: Sie sind in der Gelenkinnenhaut, in Bändern und Muskeln vertreten. Nerven lösen als Warnsignal Schmerzen aus, etwa bei einer Reizung oder Überdehnung der Bänder.

Bänder: Sie sind wie Sicherheitsgurte, kurze, feste Bindegewebsstränge, die die Knochen direkt miteinander verbinden. Bänder stabilisieren das Gelenk und sichern es gegen falsche Bewegung.

Muskeln: Die Bewegung eines Gelenks erfolgt durch die umgebenden Muskeln. Muskelgewebe kann sich anspannen und dehnen.

Sehnen: Kräftige Stränge aus Bindegewebe, die die Endstücke der Muskeln bilden und diese mit den Knochen verbinden.

Sehnenscheiden: An stark beanspruchten Stellen, z. B. im Bereich der Hand, liegen die Sehnen zum Schutz in einer Art Kanal, den Sehnenscheiden.

Schleimbeutel: Einige Gelenke sind mit Schleimbeuteln ausgestattet, die Gelenkschmiere enthalten. Sie dienen dem Schutz von Sehnen und Gelenk.

Was hat Rauchen mit dem Gelenkstoffwechsel zu tun?

Rauchen beeinträchtigt Durchblutung und Mikrozirkulation, was wiederum die Versorgung mit Sauerstoff und Nährstoffen verschlechtert. Außerdem fördert Rauchen die Entstehung von freien Radikalen, die Zellen und Zellwände angreifen und die Gelenke schädigen können (siehe a. Seite 75). Auch für Osteoporose ist Rauchen ein Risikofaktor, weil die Knochen schlechter durchblutet werden.

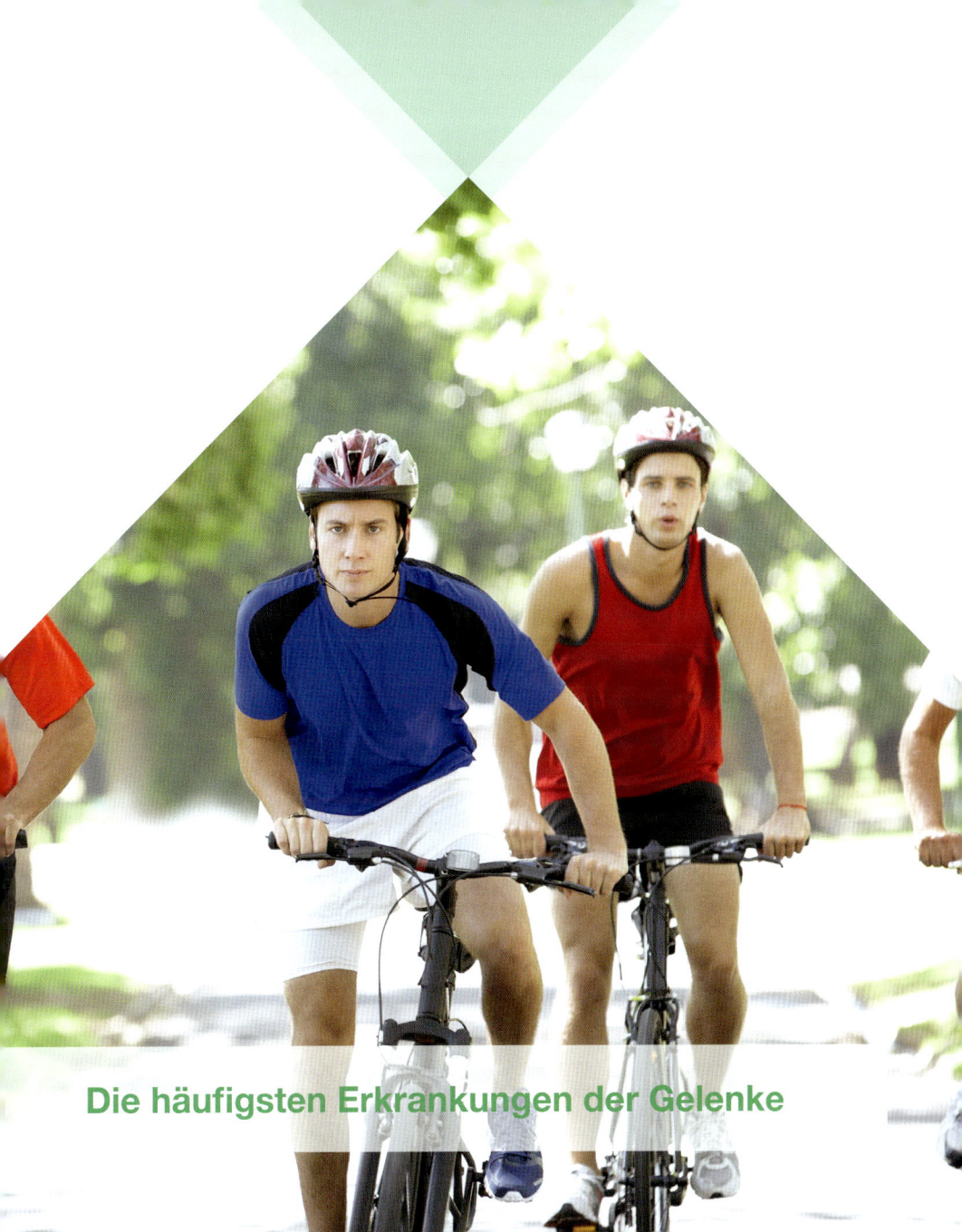

Die häufigsten Erkrankungen der Gelenke

Hinter Gelenkschmerzen können sich eine Vielzahl von Erkrankungen verbergen, deren Ursachen unterschiedlicher nicht sein könnten. Ob Arthrosen, Gelenkentzündungen, verdickte Gelenke, diffuse Rückenschmerzen oder unklare Muskelschmerzen – sie alle werden unter dem Begriff „Rheuma" zusammengefasst. Ihr kleinster gemeinsamer Nenner ist die Beeinträchtigung des Bewegungsapparates. Die häufigsten Gelenkerkrankungen sind die Arthrose und die rheumatoide Arthritis.

Rheuma: Ein Begriff für viele Krankheitsbilder

Vier Kategorien rheumatischer Erkrankungen

Rheuma ist keine Bezeichnung für eine einzige Erkrankung, sondern ein Überbegriff für 400 verschiedene Gelenk-, Knochen- und Weichteilerkrankungen, deren Entstehung, Verlauf und Beschwerdebild oft nur wenige Übereinstimmungen zeigen. Streng genommen ist die Arthrose keine rheumatische Erkrankung, da es sich nicht um eine echte Entzündung, sondern um eine Abnutzungserscheinung handelt. Dass die Arthrose dennoch zum Rheuma gezählt wird, hat historische Gründe. Der Begriff „Rheuma" leitet sich aus dem griechischen Wort rheumatismos ab und bedeutet so viel wie „fließender, ziehender Schmerz", der für viele rheumatische Erkrankungen typisch ist. Er kann im gesamten Bereich des Bewegungsapparates auftreten, das heißt an Gelenken, Knochen, Muskeln und Sehnen. Mehr Klarheit schafft eine einfache Systematik, in der die rheumatischen Erkrankungen in vier Kategorien eingeteilt werden: in Verschleiß-, Entzündungs- und Weichteilrheuma.

I. Verschleißrheuma

Bei einem degenerativen Gelenkverschleiß (Arthrose) beginnen die krankhaften Veränderungen am Knorpel: Abnutzungserscheinungen führen zur Einschränkung von Gelenkfunktion und Beweglichkeit. Beim Verschleißrheuma handelt es sich um eine nicht-entzündliche Erkrankung.

II. Entzündungsrheuma

Bei der rheumatoiden Arthritis ist der Ausgangspunkt die entzündete Gelenkinnenhaut (Synovitis), die zu schweren Schäden eines oder mehrerer Gelenke führen kann. Dahinter steht eine Autoimmunerkrankung; das fehlgesteuerte Immunsystem greift körpereigenes Gewebe an. Die genaue Entstehungsursache ist bis heute noch nicht endgültig geklärt. Wissenschaftler vermuten eine Kombination aus erblicher Vorbelastung und äußeren Auslösern (z. B. Infektionen, Viren).

III. Weichteilrheuma

Nicht die Gelenke, sondern Muskulatur, Sehnen und Bindegewebe des ganzen Körpers sind betroffen. Zum Bereich Weichteilrheuma rechnet man beispielsweise das Fibromyalgie-syndrom (FMS), das mit starken Schmerzen in verschiedenen Muskelregionen einhergeht. Im Vergleich zum Verschleiß- und Entzündungs-rheuma sind Funktionseinschränkungen eher selten.

Weichteilrheuma: Sonderfall Fibromyalgie

In Deutschland leiden rund 4 % der Bevölke-rung unter Fibromyalgie. Insbesondere sind Frauen zwischen dem 40. und 60. Lebensjahr betroffen. Aber auch jüngere und ältere Men-schen können erkranken. Der Begriff Fibro-myalgie wurde nach 1970 in Abgrenzung zu entzündlich-rheumatischen Erkrankungen und Arthrosen eingeführt. Wörtlich übersetzt be-deutet er „Faser-Muskel-Schmerz".

Zum Beschwerdebild der Fibromyalgie ge-hören diffuse Schmerzen („alles tut weh") in mehreren Körperregionen, die mindestens drei Monate anhalten, zum Beispiel Nacken, Rü-cken, Brust, Arme und/oder Beine. Typisch ist zudem die Druckschmerzhaftigkeit bestimm-ter Stellen, die meist gelenknah an den Seh-nen-Muskel-Ansätzen liegen. Schmerzmittel und nichtsteroidale Antirheumatika (NSAR) bringen bei Fibromyalgie ggf. kurzzeitig einen Effekt; die Wirksamkeit lässt allerdings mit der Zeit nach. Stattdessen überwiegen die Neben-wirkungen auf Magen und Darm. Auch in den Therapieleitlinien werden NSAR bei Fibromyal-gie nicht mehr empfohlen.

Bei Fibromyalgie ist der Muskeltonus dauer-haft erhöht, die Muskulatur angespannt. Zum Teil scheinen die Muskelverspannungen mit einer chronischen Gewebeübersäuerung in Verbindung zu stehen. Denn überschüssige Säuren machen das Bindegewebe und die Muskulatur starr und verhärten sie. Eine ba-senreiche Ernährung mit reichlich Gemüse, Salat, Kräutern und Kartoffeln trägt dazu bei, die Gewebeübersäuerung zu beeinflussen und Verhärtungen zu lösen.

IV. Rheumatische Beschwerden durch Stoffwechselerkrankungen

Auch Stoffwechselstörungen können rheuma-tische Erkrankungen am Bewegungsapparat hervorrufen. Darunter fallen zum Beispiel Gicht (s. Seite 27) und chronische Knochenerkran-kungen wie die Osteoporose (s. Seite 101).

V. Gelenkschmerzen – Checkliste (Schmerztagebuch)

Für die Diagnose und Behandlung Ihrer Ge-lenkbeschwerden ist es hilfreich, über mehrere Wochen eine Art Tagebuch zu führen, in dem Zeitpunkt, Qualität und Auslöser der Schmer-zen festgehalten werden. Diese Aufzeichnun-gen/Informationen sollten Sie zu Ihrem nächs-ten Arztbesuch mitnehmen.

Wann treten die Gelenkschmerzen auf?

- Immer zu einer bestimmten Tageszeit:
  _____Uhr
- Nach bestimmten Bewegungen:
  _____
- In Ruhe
- Bei leichter Belastung: _____
- Bei schwerer Belastung: _____

- Zeitpunkt ist unvorhersehbar, immer wechselnd
- Im Zusammenhang mit _____
- Der Schmerz ist abhängig von Witterungseinflüssen, z. B. nasskaltem, feuchtkaltem Wetter _____

Wie empfinden Sie den Schmerz? (Schmerzqualität)

- ziehend
- drückend
- stechend

- brennend
- bohrend
- hell oder dumpf

Lokalisation und Eigenschaften des Schmerzes

- örtlich auf ein Gelenk begrenzt
- ausstrahlend: _____
- fließend überallhin
- dauernd, ständig
- Schmerz kommt und geht
- gleichförmig, wechselnd

Arthrosen

Arthrosen gehören zu den häufigsten Erkrankungen des Bewegungsapparates, in Deutschland und auch weltweit. Der Begriff leitet sich ab aus dem griechischen arthros = Gelenk; die Endung „-ose", drückt aus, dass es sich um eine Abnutzungserscheinung handelt. Je älter wir werden, umso mehr ist der Gelenkknorpel mechanischen Belastungen ausgesetzt. So wie sich ein Autoreifen mit zunehmender Kilometerleistung abnutzt, so wird auch der Knorpelpuffer allmählich kleiner. Die Knorpelsubstanz wird weniger durchlässig und verliert an Elastizität. War die Oberfläche vorher glatt, zeigen sich erste Aufrauungen und Risse. Schon kleinste Mikroläsionen an der Oberfläche des Knorpels reichen aus, um den Gelenkstoffwechsel durcheinanderzubringen. Knorpelabrieb gelangt in die Gelenkflüssigkeit und ruft – wie Sand im Getriebe – mehr oder weniger schwere Irritationen hervor. Zu diesem Zeitpunkt schaltet sich das Immunsystem ein und schickt zur Beseitigung des Knorpelabriebs weiße Blutkörperchen (Leukozyten) in den Gelenkraum. Bei diesem Prozess werden Enzyme und Entzündungsstoffe freigesetzt – für den Betroffenen unter Umständen erkennbar an einer lokalen Entzündung und Schmerzen im Gelenk. Der Knorpel gerät weiter in Gefahr, denn diese Enzyme greifen die Kollagenfasern an und schädigen sie.

Wenn der Knorpel nur unzureichend mit Nährstoffen versorgt wird, sei es aufgrund fehlender Nährstoffe oder wegen mangelnder Bewegung, kann sich aus einem oberflächlichen Schaden eine handfeste Arthrose entwickeln. In den Bereichen, an denen der Knorpel abgerieben ist, liegt der Knochen nun ungeschützt. Um die Last des Körpergewichtes besser zu tragen, verdicken sich die Knochenenden. An den Rändern bilden sich Zacken und Wülste.

Wenn die Knorpelschicht völlig verschwunden ist, sprechen Ärzte von einer Knorpelglatze. Ohne den schützenden Knorpel reiben Knochen direkt auf Knochen. Das verschlimmert die Gelenkschädigung und ruft heftige Schmerzen hervor.

Arthrose: Was passiert im Gelenk?

Der Knorpel enthält keine Blutgefäße. Daher müssen Nährstoffe über die Gelenkflüssigkeit aufgenommen werden. Infolgedessen kann sich der Knorpel nur langsam regenerieren und Verschleißerscheinungen können auftreten:

→ Abbau der Knorpelsubstanz
→ Aufrauung der Knorpeloberfläche
→ Abnahme der Widerstandskraft
→ Strukturveränderung: Der Knorpel wird faserig
→ Ablösung von Knorpelteilen
→ „Sand im Gelenk"
→ Reibungsreize
→ Entzündungsreaktion
→ Schmerzen

Arthrose: An welchen Gelenken kann sie auftreten?

Grundsätzlich kann eine Arthrose an jedem Gelenk auftreten, aber in erster Linie treten Störun-

gen bevorzugt an großen, stark beanspruchten Gelenken wie Knie und Hüfte auf. Der aufrechte Gang des Menschen führt dazu, dass die Hüftgelenke, die Kniegelenke sowie die Wirbelsäule am stärksten mit dem Körpergewicht belastet sind.

Viele wissen gar nicht, dass sie ein arthrotisches Gelenk im Bereich der Wirbelsäule haben. Bemerken tun die Betroffenen es z. B., wenn sie plötzlich im späteren Alter anfangen, Golf zu spielen. Dabei erfolgen plötzlich Drehbewegungen der Wirbelsäule, die sie bisher gar nicht gemacht haben.

Für Beschwerden und Einschränkungen der Beweglichkeit gibt es viele Gründe: Sportverletzungen, Unfälle oder Unfallfolgen (Traumata), aber auch Abnutzung der Gelenke (Arthrose) oder Entzündungen (Arthritis), Versteifungen oder Fehlstellungen im Skelett sowie Knochenschwund (Osteoporose). Bei vielen Betroffenen ist oft nur ein Gelenk von einer Arthrose betroffen, aber es können auch mehrere Gelenke (Polyarthrose) erkranken.

Kann man Arthrose aktiv vorbeugen?

Wichtig ist es, Risikofaktoren so weit wie möglich reduzieren: Überlastungen vermeiden, dazu gehören auch Übergewicht, Fehlbelastungen, Risikosportarten oder Stoffwechselerkrankungen. Es gibt aber natürlich auch eine genetische Komponente, die Qualität des Bindegewebes, die dem Einzelnen mitgegeben ist und die man nicht beeinflussen kann. Eigeninitiative ist gefragt: Regelmäßige, gezielte Bewegung und gelenkschonender Sport stärken die Muskulatur, die wiederum die Gelenke stabilisiert, schützt und ihnen Halt gibt.

Wie zeigt sich eine Arthrose?

Arthrose beginnt zunächst ganz harmlos: ein geringfügiges Gefühl von Steifheit, „eingerosteten Gelenken" nach längerem Sitzen oder leichte Schmerzen am Beginn einer Bewegung, die sich dann verlieren. Typisch sind auch Beschwerden beim Joggen oder anderen Sportarten, die sich in Ruhe wieder legen. Später kommen Belastungs- und Ruheschmerzen hinzu.

Die Hauptsymptome bei Gelenkverschleiß sind:

- Anlaufschmerz
- Belastungsschmerz
- Funktions- und Bewegungseinschränkung
- Gelenkgeräusche
- Muskelverspannungen um das Gelenk
- Gelenkschwellungen
- Schonhaltung

Schmerzarten bei Arthrosen

Anlaufschmerzen: Gelenkschmerzen zu Beginn der Bewegung. Typisch nach längerem Sitzen oder morgens nach dem Aufstehen. Lassen mit zunehmender Bewegung nach.

Belastungsschmerz: Gelenkschmerzen nach längerer Bewegung. In Ruhe lässt der Schmerz wieder nach.

Ruheschmerzen: Gelenkschmerzen treten bereits in Ruhe auf, beim Liegen, Sitzen oder nachts. Ein Hinweis, dass die Arthrose schon weiter fortgeschritten ist.

Schutzmechanismus und gestörte Statik

Bei Schmerzen nehmen die Betroffenen häufig unwillkürlich eine Schonhaltung ein, die dann noch mehr Schaden am Gelenk hervorruft, denn sie führt ohne Korrektur zu einer Verkürzung der beanspruchten Muskulatur. Gar nicht so selten werden deshalb Schmerzen weniger durch die Gelenkveränderungen als durch starke Muskelverspannungen hervorgerufen.

Doch damit nicht genug: Eine Gelenkerkrankung stört die Harmonie des gesamten Bewegungsablaufes. Bei einer Hüftarthrose etwa versuchen andere Gelenke wie Knie und Wirbelsäule die Bewegungseinschränkung der Hüfte auszugleichen und die Funktion des beeinträchtigten Gelenks zumindest teilweise zu übernehmen.

Am auffälligsten ist der sogenannte Beckenschiefstand, bei dem die beiden Beckenkämme verschoben und nicht mehr auf gleicher Höhe sind. Man kann sich leicht vorstellen, welche negativen Auswirkungen auf die Nachbargelenke das nach sich zieht.

Von der ruhenden Arthrose zur aktivierten Arthrose

Jahrelang kann eine Arthrose sich in einer ruhenden Form befinden und vergleichsweise wenige Beschwerden hervorrufen. Durch Überlastung und andere Auslöser kann die Arthrose jedoch in ein aktiviertes Stadium übergehen, bei der die Gelenkinnenhaut entzündlich gereizt ist: Das Gelenk wird rot und warm, ist durch einen Erguss angeschwollen und bereitet starke Schmerzen.

Auslöser einer aktivierten Arthrose können sein:

* Überlastung
* Kälte- oder Wärmeeinfluss
* Virusinfektionen
  (z. B. nach einem grippalen Infekt)
* Kleine Unfälle
* Medikamente
* Lange Flüge oder Autofahrten
* Heute weiß man, dass Entzündungsprozesse im Gelenk nicht ohne Folgen (Verschleiß) bleiben.

An diesen Zeichen erkennen Sie eine Gelenkentzündung

* Rötung
* Schwellung
* Schmerz
* Überwärmung
* Bewegungseinschränkung
* Gelenkerguss

Zwei Formen der Arthrose

Aufgrund der verschiedenen Ursachen unterscheidet man in der Medizin grundsätzlich zwei Formen: **Primäre Arthrosen** treten ohne offensichtlichen Grund auf, langsam fortschreitend und ohne entzündliche Prozesse. Ursache ist vermutlich eine familiäre Veranlagung. **Sekundäre Arthrosen** entwickeln sich durch äußere Faktoren oder Vorerkrankungen wie Sportverletzungen, Stoffwechselstörungen oder Infektionen.

Ursachen und Risikofaktoren

Die Ursachen für eine Arthrose sind vielfältig:

* Angeborene oder
  erworbene Fehlstellungen
* Unfälle, Mikrotraumen,
  Folgen von Sportverletzungen
* Bewegungsmangel
* Überlastungen
* Übergewicht
* Stoffwechselstörungen: Gicht
* Infektionen (Zecken, Streptokokken)
* Hormonelle Einflüsse
* Erbliche Veranlagung
* Altersbedingte Abnutzung
* Wiederkehrende Gelenkentzündungen

Die Arthrose-Risikofaktoren

Fehlstellungen

Bis zu fünf Prozent der Babies kommen mit einer angeborenen Fehlstellung des Hüftgelenks (Hüftdysplasie) auf die Welt, hervorgerufen durch eine erbliche Veranlagung oder durch eine ungünstige Lage im Mutterleib (z.B bei Mehrlingsgeburten). Die Hüftpfanne ist nicht richtig verknöchert und bietet damit dem Hüftkopf keinen ausreichenden Halt. Das kann so weit gehen, dass der Oberschenkel-Hüftkopf aus der Pfanne springt (Hüftluxation) – erkennbar an Gehstörungen, Hinken, verkürztem Oberschenkel und Hohlkreuz.

Seit 1996 gehört die Prüfung der Hüftgelenke per Ultraschall zum Standarduntersuchungsprogramm bei Neugeborenen und wird das erste Mal bereits kurze Zeit nach der Geburt durchgeführt. Fehlstellungen können so frühzeitig erkannt und einfach therapiert (Spreizlagerung, Spreizhose) werden. Kindern, deren Fehlstellungen allerdings nicht behandelt werden, droht im späteren Lebensalter eine Arthrose.

Nicht nur optisch ein Problem: X- und O-Beine

X- und O-Beine sind nicht nur ein kosmetisches Problem, sondern führen zu einer ständigen Überlastung bzw. einseitigen Belastung bestimmter Gelenkbereiche des Knies. Durch dieses statische Ungleichgewicht kommt es zu einem ständigen bzw. unregelmäßigen Druck auf den Knorpel. Die O-Stellung belastet vermehrt die Innenseite des Kniegelenks mit einer Bandüberdehnung an der Außenseite, die X-Stellung belastet vermehrt die Außenseite des Kniegelenks mit einer Bandüberdehnung an der Innenseite.

Behandelt wird mit Einlagen, orthopädischen Schuhen, Bewegungstherapie oder in ausgeprägten Fällen mit einer Operation (sogenannte Umstellungsosteotomie).

Verletzungen und Unfälle

Experten schätzen, dass bis zu 30 % aller Arthrosen Spätfolgen von Unfällen und Verletzungen sind. Schon kleinste Verletzungen können genügen. Diese Mikrotraumen werden vielfach kaum wahrgenommen, oder sie werden unterschätzt und als Bagatelle abgetan. Das sind sie aber keineswegs, denn wiederholte Verletzungen beschädigen den Knorpel und begünstigen degenerative Gelenkerkrankungen. Auch bei der Wahl der Sportart sollte

man das Risiko für die Gelenke berücksichtigen (siehe Seite 90).

Bewegungsmangel

Völlig falsch wäre es jedoch, die Gelenke übermäßig zu schonen. Bewegungsmangel, hervorgerufen durch berufliche sitzende Tätigkeiten, ist ein wichtiger Risikofaktor für degenerative Gelenkerkrankungen. Ohne Bewegung wird der Knorpel nur unzureichend ernährt.

Überlastungen

Berufsbedingte Arthrosen sind häufig. Typisch sind zum Beispiel bei Fliesenlegern die Kniearthrose durch die permanent kniende Tätigkeit oder die Ellenbogen- und Schulterarthrose bei Arbeitern, die dauerhaft mit Pressluftbohrern umgehen müssen. Auch starke sportliche Belastungen führen zu einem vorzeitigen Gelenkverschleiß: Bei Tennisspielern sind es häufig Schultergelenksarthrosen, bei Fußballern Kniearthrosen, vielfach im Zusammenhang mit früheren Meniskusverletzungen.

Wie wirkt sich Übergewicht auf die Gelenke aus?

Jedes Kilogramm zu viel belastet die Gelenke, die ja unser Körpergewicht tragen müssen. Unter Übergewicht haben besonders zu leiden: Schulter, Hüfte, Knie und Wirbelsäule. So haben etwa Menschen mit starkem Übergewicht viermal so häufig arthrotische Veränderungen des Knies wie Normalgewichtige.

Jedes Kilogramm weniger entlastet Ihre Gelenke und wirkt sich positiv auf die Funktionsfähigkeit der Gelenke aus. Eine Gewichtsabnahme von 1 kg entlastet die Gelenke um den dreifachen Wert. Wenn Sie beispielsweise vier Kilogramm abnehmen, bedeutet das für Ihre Gelenke 12 kg weniger Last!

Body Mass Index (BMI) – Maßstab für das Körpergewicht

Ob Sie normalgewichtig sind oder doch einige Pfunde loswerden sollten, das zeigt Ihnen der sogenannte Body-Mass-Index (BMI). Der BMI errechnet sich aus dem Verhältnis von Körpergewicht in Kilogramm (kg) zur Körpergröße (m) im Quadrat. Beispiel: Ein Mann, der 85 kg wiegt und 1,80 m groß ist, hat einen BMI von $85 : (1,80)^2 = 26,23$ (gerundet auf 26).

BMI unter 18,5:	Untergewicht
BMI 18,5 bis 25:	Idealgewicht
BMI 25,5 bis 30:	Übergewicht
BMI mehr als 30:	starkes Übergewicht

Bauchumfang: Etwas weniger senkt das Risiko für Entzündungen

Während Fettreserven an Beinen oder Po als relativ ungefährlich eingestuft werden, gilt zu viel Bauchfett als riskant für die Gesundheit, denn es produziert schädliche Hormone und Entzündungsstoffe, die sich auch auf die Gelenke ungünstig auswirken.

Gemessen wird der Taillenumfang vor dem Essen im Stehen zwischen dem unterem Rand des Rippenbogens und Beckenkamm. Bei Frauen sollte der Wert unter 88 cm liegen, bei Männern unter 102 cm, unabhängig

von der Körpergröße. Die gute Nachricht: Schon eine moderate Gewichtsabnahme von etwa fünf bis zehn Prozent, die mit einer Verkleinerung des Bauchumfangs einhergeht, reduziert deutlich das Gesundheitsrisiko.

Stoffwechselstörung Gicht

Die Gicht ist eigentlich keine Krankheit der Gelenke, auch wenn dort die Schmerzen zuerst auftreten, sondern ein erblich bedingter Stoffwechseldefekt (Störung des Harnsäurestoffwechsels), bei dem die Ausscheidung der Harnsäure gestört ist. Risikofaktoren sind Übergewicht, Diabetes und Fettstoffwechselstörungen. In 90 % der Fälle sind Männer von der Stoffwechselerkrankung betroffen.

Ist der Harnsäurespiegel im Blut zu hoch, flockt die Harnsäure in Form von kleinen Kristallen aus. Diese setzen sich im Gelenk ab, lagern sich im Knorpel ein und rufen den extrem starken Gichtschmerz (Arthritis urica) hervor. Schon leichteste Berührungen oder Erschütterungen lösen heftige Schmerzen aus. Dabei ist das Gelenk stark geschwollen und gerötet. Besonders häufig sind das Grundgelenk der Großzehe (Podagra) und das Kniegelenk betroffen. Typisch ist das Auftreten ein bis zwei Tage nach einer üppigen purinreichen Mahlzeit und Alkoholkonsum. (Purin, ein Hauptbestandteil der Harnsäure, ist vor allem in Fleisch, besonders in Innereien, enthalten.) Ohne Vorankündigung kommt es dann – bevorzugt nachts – zu einem akuten Schmerzanfall.

Gicht galt früher als die Krankheit der Könige und ist heute eine klassische Zivilisationskrankheit. In Notzeiten (mit Mangelernährung) tritt sie nur selten auf.

Patienten mit unbehandelter Gicht sind in hohem Maße arthrosegefährdet, denn die wiederkehrenden Entzündungen schädigen Gelenk und Knorpel und fördern den Verschleiß.

Empfehlungen bei Gicht

Gicht ist eine Erkrankung, die Sie mit einer gesunden Ernährung positiv beeinflussen können.

* Meiden Sie üppige und fette Mahlzeiten, verwenden Sie stattdessen purinarme Nahrungsmittel (siehe Tabelle).

* Essen Sie maximal zwei Fleisch- oder Wurstmahlzeiten pro Woche.

* Meiden Sie Innereien und Fleischextrakte. Sie sind besonders purinreich.

* Schränken Sie Alkohol (besonders Bier) und Kaffee ein; sie hemmen die Ausscheidung der Harnsäure über die Nieren.

* Trinken Sie viel (am besten Wasser und Kräutertees, ca. 2 Liter täglich), um die Nieren funktionsfähig zu erhalten. Zu empfehlen ist speziell grüner Hafertee aus dem Reformhaus, da er harnsäureausschwemmend wirkt.

* Versuchen Sie, Ihr Körpergewicht zu regulieren: Bei Normalgewicht sinken auch die Harnsäurewerte oft wieder in den Normalbereich.

* Radikale Diäten oder Fasten führen dazu, dass der Körper mit Harnsäure überschwemmt wird; daher nur langsam abnehmen und am besten unter therapeutischer Aufsicht.

* Viel Bewegung fördert die Harnsäureausscheidung.

* Vermeiden Sie extreme Anstrengungen und Unterkühlung; beides kann Gichtanfälle auslösen.

* Lassen Sie die Harnsäurewerte regelmäßig überprüfen.

Puringehalt (Harnsäuregehalt) von Nahrungsmitteln

Hoch	Mittel	Niedrig/purinfrei
Innereien	Fasan, Ente	Obst
Fleisch, Fleischbrühwürfel	Kabeljau, Karpfen, Lachs	Salat
Ölsardinen, Sardellen, Räucherlachs, Makrele	Wurst	Kartoffeln, Reis, Getreideprodukte
Geflügel, v. a. die Haut von Geflügel	Hülsenfrüchte, Sojabohnen	Fette, Öle
Schokolade	Soja	Fettarme Milch, Milchprodukte

Das Gichtrisiko im Labor bestimmen

Steigen die Harnsäurewerte im Blut über 7 mg/dl, wird dies als Hyperurikämie bezeichnet. Eine Erhöhung über 7 mg/dl kann sich in Form von Gicht oder Nierensteinen (Gichtniere) bemerkbar machen. Wenn die Werte im Blut über 9 mg/dl steigen, ist die Gefahr eines Gichtanfalls sehr hoch.

Normalwerte Harnsäure:
Männer 3,5–7,0 mg/dl (208–416 µmol/l)
Frauen 2,5–6,0 mg/dl (149–357 µmol/l)

Reichen Ernährungsumstellung und Gewichtsreduktion nicht aus, verordnet der Arzt ein Medikament (Wirkstoff Allopurinol), das die Bildung von Harnsäure hemmt.

Gelenkentzündungen nach Infektionen

Streptokokken sind Bakterien, die beim Menschen eitrige Entzündungen hervorrufen, zum Beispiel eine Mandelentzündung. Werden diese Infektionen nicht richtig ausgeheilt, können sie zu schweren Zweiterkrankungen führen, etwa zu rheumatischem Fieber. Im Blut ist dann der Anti-Streptolysin-Titer (ASL-Titer) erhöht. (siehe dazu auch Laboruntersuchungen, Seite 51)

Arthritis nach Zeckenbiss (Lyme-Borreliose)[1]

Wochen, Monate bis sogar Jahre nach einem oft unbemerkt gebliebenen Zeckenbiss treten plötzlich Gelenkentzündungen auf. Oft erkennen weder Patient noch Arzt daher auf Anhieb den Zusammenhang mit der Zeckeninfektion.

---

[1] Benannt nach der amerikanischen Stadt Lyme, in der 1976 erstmals die Lyme-Borreliose beobachtet wurde.

Zecken übertragen Bakterien (Borrelien), die neben Fieber, Herzbeschwerden und neurologischen Symptomen auch Entzündungen der Gelenke hervorrufen können. Am häufigsten sind die Kniegelenke betroffen. Unbehandelt führen diese Entzündungen zu degenerativen Gelenkerkrankungen.

Wenn bei Ihnen im Zusammenhang mit einer Infektionskrankheit Gelenkbeschwerden auftreten, sollten Sie unbedingt zum Arzt gehen. Unter Umständen ist eine Therapie mit Antibiotika notwendig, denn unbehandelt können sich aus diesen Gelenkentzündungen bleibende Schädigungen entwickeln.

Chronische Entzündungsprozesse im Körper

Auch chronische Entzündungsherde (z. B. Zahnherde, Parodontitis) darf man nicht auf die leichte Schulter nehmen. Sie stellen eine Belastung für den Körper dar, werden aber oft nur unzureichend beachtet. Sie setzen Toxine und Entzündungsstoffe frei, die über den Blutweg zu anderen Organen, beispielsweise zum Herzen gelangen. Aber auch bis zu den Gelenken können die Krankheitserreger gestreut werden und dort Entzündungen hervorrufen. Deshalb ist die Sanierung dieser Entzündungsherde und natürlich die Prophylaxe (regelmäßige Zahnarztbesuche) so wichtig.

Hormonelle Einflüsse

Frauen leiden nach den Wechseljahren häufiger unter einer Arthrose als Männer. Das hängt mit der hormonellen Umstellung zusammen, die Frauen in dieser Zeit erleben. Aus demselben Grund besteht bei ihnen auch ein erhöhtes Osteoporoserisiko (Knochenschwund).

Vererbung

Eine erbliche Veranlagung spielt auch bei der Entwicklung der Arthrose eine Rolle. Das wurde in Studien nachgewiesen. Doch das ist kein Grund zur Resignation, denn äußere Faktoren sind mindestens ebenso wichtig. Je mehr Sie diese Komponenten positiv beeinflussen – durch Bewegung, Ernährung, Nährstoffe, Gelenkschutz – umso besser können Sie eine genetische Belastung kompensieren.

Arthrosen der verschiedenen Gelenke und ihre medizinischen Fachbegriffe

Arthrose der Hüfte	Coxarthrose
Arthrose des Knies	Gonarthrose
Arthrose des Schultergelenks	Omarthrose
Arthrose des Daumensattelgelenks	Rhizarthrose
Arthrose der Fingermittelgelenke	Bouchard-Arthrose
Arthrose der Fingerendgelenke	Heberden-Arthrose

Entzündliche Gelenkerkrankungen

Die Gründe für eine Gelenkentzündung (Arthritis) sind vielfältig. Häufigste Ursache ist die rheumatoide Arthritis, die auch als (primär) chronische Polyarthritis (PCP, cP) bezeichnet wird. Die Endung „-itis" bedeutet, dass etwas entzündet ist. Die Vorsilbe „poly" sagt aus, dass mehrere Gelenke betroffen sind.

Ursachen von Gelenkentzündungen

Fehlsteuerung des Immunsystems
- Rheumatoide Arthritis

Arthrose
- Aktivierte Arthrose

Stoffwechselstörungen
- Arthritis bei Gicht

Infektion
- eitrige Arthritis

Andere Erkrankungen
- Arthritis bei entzündlichen Darmerkrankungen (Morbus Crohn, Colitis ulcerosa)
- Arthritis bei Schuppenflechte (Psoriasis)

Rheumatoide Arthritis

Den Wasserhahn aufdrehen, den Mantel zuknöpfen oder die Haustür abschließen: Die einfachsten Tätigkeiten im Alltag können für Menschen mit rheumatoider Arthritis eine Qual sein. Rund 1,5 Millionen Menschen in Deutschland leiden darunter.

Bei der rheumatoiden Arthritis handelt es sich um eine schwerwiegende Autoimmunerkrankung, die hauptsächlich die Gelenke betrifft. Der Organismus produziert plötzlich Entzündungsstoffe, die körpereigenes Gewebe angreifen, in diesem Fall die Gelenkinnenhaut. In der Folge werden auch Knorpel und Gelenkknochen geschädigt. Ohne eine frühzeitige und intensive Therapie können die Gelenke im schlimmsten Fall sogar völlig deformieren werden. Ziel ist es, die aggressive Entzündung im Gelenk zu hemmen und das Immunsystem wieder ins Gleichgewicht zu bringen.

Wie es zu dieser Fehlsteuerung des Immunsystems kommt, ist im Einzelnen noch nicht bekannt. Als Ursache werden erbliche Faktoren sowie bestimmte Auslösefaktoren (zum Beispiel Infekte, Viren, Bakterien) vermutet, die dann zum Ausbruch der Erkrankung führen. Möglicherweise spielen auch hormonelle Einflüsse eine Rolle, da Frauen zwei- bis dreimal häufiger erkranken als Männer.

Verlauf und Erscheinungsbild

Typisch für die rheumatoide Arthritis ist der uneinheitliche Krankheitsverlauf. Bei dem einem beginnt die Krankheit schleichend, bei dem anderen heftig und plötzlich. Bei den meisten Betroffenen beginnt die Erkrankung an den Hand- und Fingergelenken, bei anderen hingegen an den großen Gelenken. Ein weiteres Kennzeichen des Entzündungsrheumas ist,

31

dass sich ruhige Zeiten, in denen kaum Gelenkprobleme auftreten, abwechseln mit hoch aktiven, schmerzhaften Phasen. Die rheumatoide Arthritis kann in jedem Alter auftreten, das Risiko ist bei älteren Menschen aber höher. Frauen sind öfter betroffen als Männer.

Meistens beginnt die Erkrankung mit unspezifischen Beschwerden. Bei diesen Symptomen sollte man hellhörig werden und baldmöglichst zum Arzt gehen. Da die entzündlichen Gelenkveränderungen oftmals schnell fortschreiten, ist die frühzeitige Diagnose und Behandlung sehr wichtig.

Alarmzeichen beachten

- Allgemeines Krankheitsgefühl und Schwächegefühl
- Flüchtige Gelenkschmerzen oder flüchtige Steifigkeit
- Beschwerden v. a. in den Fingern und in den Zehen
- Hitzegefühl oder Brennen in den Gelenken
- Morgens nach dem Aufstehen sind die Gelenke steif und unbeweglich (Besserung erst nach etwa 30 Minuten)
- Schwellungsgefühl in Gelenken
- Die Hände sind sehr empfindlich; jeder Händedruck schmerzt
- Unspezifische Anzeichen: Antriebslosigkeit, Abgeschlagenheit, Appetitlosigkeit
- Leichtes Fieber oder zumindest erhöhte Temperaturen (subfebril)

Später treten spezifischere Symptome auf, wie ausgeprägte Morgensteifigkeit, Kraftlosigkeit der Hände und Missempfindungen. Die Fingergelenke sind oft symmetrisch befallen. Die Handgelenke schmerzen bei Beugung, jeglicher Druck auf die Hände tut weh. Im fortgeschrittenen Stadium kommt es zu sichtbaren Veränderungen wie Rheumaknoten, Auftreibungen, Schwellungen oder Fehlstellungen.

Die 7 Kriterien für die rheumatoide Arthritis

Die amerikanische Ärzteorganisation der Rheumatologen hat international anerkannte Kriterien festgelegt, nach denen eine Diagnosestellung erfolgt. Danach gilt die Diagnose „rheumatoide Arthritis" als gesichert, wenn vier oder mehr der folgenden Kriterien erfüllt sind und die ersten vier Symptome mindestens sechs Wochen lang vorhanden sind:

1.	Morgensteifigkeit	Mindestens eine Stunde Dauer
2.	Arthritis	Drei oder mehr Gelenke
3.	Schwellung bzw. Arthritis	Handgelenke, Fingergelenke
4.	Symmetrische Schwellungen bzw. Arthritis	Gelenke auf beiden Körperseiten betroffen
5.	Rheumaknoten	Vorhanden
6.	Laborwert Rheumafaktoren	Nachweis
7.	Veränderungen im Röntgenbild	Defekte oder Osteoporose im Gelenk

Allgemeine Tipps bei Arthritis

- Vermeiden Sie Überlastungen und Unterkühlung
- Machen Sie täglich Gelenkgymnastik, zum Beispiel Spreizübungen der Finger
- Gönnen Sie Ihren Gelenken viel Bewegung, zum Beispiel Spaziergänge auf weichem Boden, ideal ist Waldboden
- Warmwasserschwimmen ist eine ideale Sportart
- Streben Sie Normalgewicht an; jedes überflüssige Pfund belastet die Gelenke.
- Scheuen Sie sich nicht, zum Schutz Ihrer Gelenke Bandagen oder Hilfsmittel zu verwenden
- Streben Sie einen stabilen Lebensrhythmus an; Schichtarbeit sollten Sie vermeiden

Gelenkbeschwerden:

So unterscheidet man zwischen Arthrose und rheumatoide Arthritis

	Arthrose	Rheumatoide Arthritis / Chronische Polyarthritis
Anzahl der Gelenke	Häufig nur ein Gelenk betroffen	Meist mehrere Gelenke betroffen, symmetrisch (beidseitig)
Ursache	Abnutzungserscheinung, Verschleiß	Entzündung, Autoimmunerkrankung
Betroffenes Gewebe im Gelenk	Gelenkknorpel	Gelenkinnenhaut
Gelenke	Eher große Gelenke betroffen: Knie, Hüfte	Oft kleine Gelenke betroffen: Finger
Schmerz	Anlaufschmerz, Belastungsschmerz	Morgensteifigkeit und Schmerzen
Labor	Kein Nachweis im Labor	Entzündungswerte erhöht
Besonderheiten		Rheumaknoten (an Stellen mit hoher Druckbelastung wie Ellenbogen oder Knochenvorsprüngen)
Verlauf	Langsam fortschreitend	Häufig in Schüben
Symmetrie	Oft einseitig	Oft beide Körperhälften betroffen
Allgemeine Begleitsymptome	Keine weiteren Begleitsymptome	Müdigkeit, Appetitlosigkeit, erhöhte Temperatur
Erkrankungsalter/-gipfel	Ab dem 30. und 40. Lebensjahr zunehmend	Haupterkrankungsalter zw. 20. und 40. Lebensjahr, auch Kinder und Jugendliche betroffen

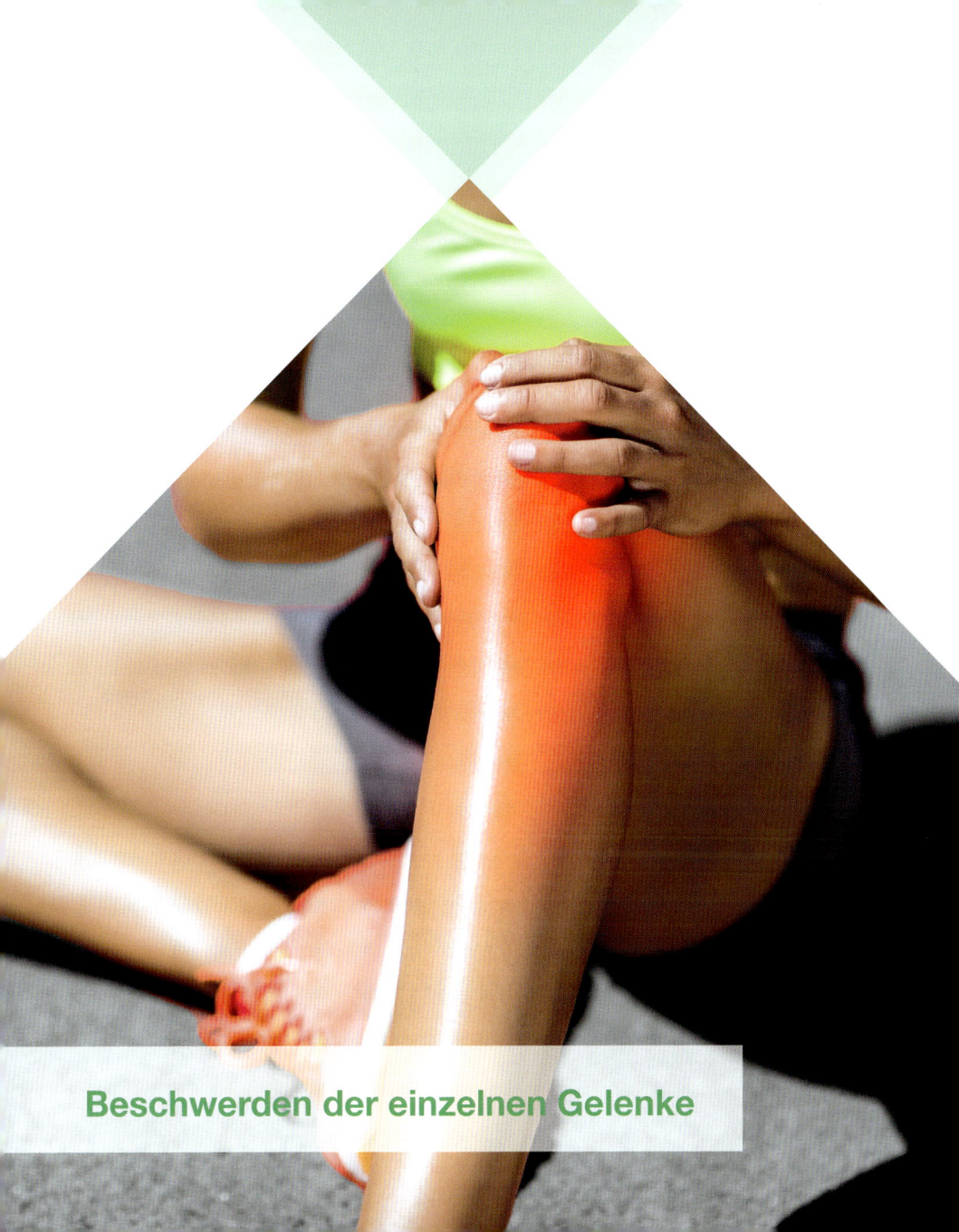

Beschwerden der einzelnen Gelenke

Beschwerden in der Hüfte

Im Alltag verbringen unsere Hüftgelenke permanent Höchstleistungen, denn der größte Teil des Körpergewichtes liegt auf ihnen und den Kniegelenken. Ob beim Gehen, Laufen oder Tragen – bei jeder dieser Bewegungen wird die Hüfte belastet: Beim Gehen ist es das Vierfache, beim Laufen sogar das Sechsfache des Körpergewichtes.

Eine Arthrose der Hüftgelenke kann sich ganz harmlos ankündigen: Wenn Sie von einem Stuhl aufstehen, fällt es Ihnen zunächst schwer zu gehen. Möglicherweise sind die ersten Schritte sogar schmerzhaft. Zwar bessern sich die Beschwerden rasch mit zunehmender Bewegung, treten sie jedoch wiederholt auf, sollte man sie als Warnzeichen des Körpers verstehen. Vielleicht fällt Ihnen das Bücken wie auch das Abwärtssteigen immer schwerer. Möglicherweise beobachten Sie, dass Sie unwillkürlich bestimmte Bewegungen vermeiden, zum Beispiel Drehbewegungen, wie sie zum Beispiel beim Aussteigen aus dem Auto erforderlich sind, oder das Spreizen und Heranziehen der Beine.

Schmerzhafte Bewegungen versucht das Hüftgelenk zu vermeiden, mit der Folge, dass die Gelenkkapsel schrumpft. Um das Gelenk zu schonen, wird die Hüfte leicht gebeugt. Im fortgeschrittenen Stadium können die Schmerzen auch in Ruhe und nachts auftreten. Sie strahlen manchmal bis ins Knie aus

und können wie Ischiasschmerzen erscheinen.

Die Benutzung eines Gehstock auf der Gegenseite des erkrankten Gelenks hat einen großen Entlastungseffekt und wirkt zudem schmerzmindernd. Viele – vor allem jüngere – Menschen, akzeptieren diese Unterstützung aber nur widerstrebend oder gar nicht.

Was sind typische Anzeichen einer Hüftgelenksarthrose?

- Steifigkeit und Schmerzen nach dem Aufstehen
- Vorzeitige Ermüdung
- Hüftschmerzen bei größeren Anstrengungen
- Beschwerden beim Abwärtssteigen von Stufen, Abwärtssteigen überhaupt wird als unangenehm empfunden
- Die Schmerzen strahlen bis in die Leisten und Oberschenkel aus, unter Umständen sogar bis ins Knie
- Plötzliches Einknicken und stechende Leistenschmerzen
- Ischiasähnliche Beschwerden
- Unebener Boden bereitet Schwierigkeiten beim Gehen
- Um das Gelenk zu schonen, werden bestimmte Bewegungen, z. B. Drehbewegungen, vermieden
- Schwierigkeiten beim Schuh- und Strumpfwechsel

So schonen Sie Ihre Hüftgelenke

- Wenn Sie viel sitzen müssen: Stehen Sie öfters auf und gehen Sie einige Schritte.
- Sitzen Sie nicht mit übereinandergeschlagenen Beinen.
- Reduzieren Sie Übergewicht.
- Verwenden Sie einen Gehstock oder Gehstützen.
- Ein Stehpult mit Stehhilfe entlastet Hüfte, Knie und Sprunggelenk.

- Benutzen Sie Greifhilfen oder Anziehhilfen (z. B. für Strümpfe, Schuhe).
- Bauliche Veränderungen im Badezimmer, wie eine bodengleiche Dusche, entlasten die Gelenke. Der Umbau wird unter bestimmten Voraussetzungen staatlich gefördert.
- Schuhe mit weichen Gummisohlen fangen Erschütterungen besser ab.

Beschwerden im Knie

Wohl kein Gelenk ist so häufig von einer Arthrose betroffen wie das Knie. Die komplizierte Architektur des Gelenks erst schafft die Voraussetzung, dass wir das untere Bein beugen, strecken und sogar leicht drehen können. Damit sind so unterschiedliche Bewegungen wie Treppensteigen, Schlittschuhlaufen, Fußballspielen oder Tanzen möglich. Doch der komplizierte Aufbau des Kniegelenks hat auch eine Kehrseite: die erhöhte Anfälligkeit für (Sport-)Verletzungen und Verschleißerscheinungen.

Kniebeschwerden können auch durch statische Veränderungen oder Erkrankungen der Hüftgelenke hervorgerufen werden. Daher müssen alle Gelenke genau unter die Lupe genommen werden.

Das Knie ist ein Scharniergelenk und besteht aus folgenden Elementen:

- Oberschenkelknochen und Schienbeinkopf
- Vorderes und hinteres Kreuzband
- Seitliches Innen- und Außenband
- Innen- und Außenmeniskus
- Kniescheibe
- Gelenkkapsel

Aufgaben der Menisken

In jedem Kniegelenk befindet sich ein Knorpelring mit zwei halbmondförmigen Menisken (Innen- und Außenmeniskus), die zwischen dem Oberschenkelknochen und dem Schienbeinkopf wie eine Art Puffer eingebettet sind. Sie haben die Funktion, die Last des Oberschenkels gleichmäßig auf das Schienbein zu verteilen und das Gelenk zu stabilisieren. Ohne die beiden Knorpelscheiben würde durch die tägliche Belastung relativ schnell eine Arthrose im Kniegelenk auftreten.

37

Bei Verletzungen besteht die Gefahr, dass die Menisken einreißen. Der innere Meniskus ist davon häufiger betroffen als der äußere.

Mögliche Anzeichen einer Meniskusschädigung

- Plötzliches Stechen im Knie (nach starker Beugung)
- Einklemmungsgefühl
- Schnappgeräusch im Gelenk
- Die Kniebeugung oder -streckung ist blockiert
- Schmerzen

Endgültige Gewissheit über das Ausmaß eines Meniskusschadens kann eine Kernspintomografie liefern.

Die Bänder im Knie

Der starke und ausgeprägte Bandapparat dient, im Verbund mit der Gelenkkapsel, dem Schutz und der Stabilität des Knies. Die seitlichen Bänder stabilisieren das Knie in der Streckung und verhindern das seitliche Abknicken. Die zwei im Gelenk liegenden Kreuzbänder verleihen den beiden Gelenkflächen Stabilität, geben dem gebeugten Gelenk Sicherheit und verhindern ein Verdrehen.

Die Kniescheibe liegt als Schutzschild vor dem Gelenk und unterstützt die Kraftübertragung vom Oberschenkel auf den Unterschenkel.

Gut zu wissen: Da das Kniegelenk nicht – wie zum Beispiel das Hüftgelenk – hinter kräftigen Muskeln versteckt liegt, kann der Arzt das Knie und seine Strukturen besser abtasten und äußere Veränderungen (etwa eine Schwellung) leicht erkennen.

Kniearthrose: im ruhenden Zustand häufig beschwerdearm

Eine Kniearthrose kann lange Zeit in einem beschwerdearmen Zustand bleiben, die für den Betroffenen kaum spürbar ist. Durch verschiedene Faktoren wie sportliche Überlastungen oder Minitraumen aber kann die Arthrose in eine aktivierte Form übergehen.

Was sind typische Anzeichen einer Kniegelenksarthrose?

- Beschwerden beim Hinauf- und Hinuntersteigen von Treppen, beim Gehen auf unebenem Boden
- Steifigkeit morgens oder nach längerem Sitzen. Erst nach einigen Schritten lässt sich das Knie wieder strecken.
- Das Tragen von schweren Gegenständen verstärkt die Beschwerden
- Empfindlichkeit gegen feuchtkaltes Wetter
- Schmerzen hinter der Kniescheibe (nach langem Sitzen)
- Hör- und fühlbare Reibegeräusche

So schonen Sie Ihre Kniegelenke

- Langes Sitzen ist ungünstig. Wenn Sie eine sitzende Tätigkeit haben, stehen Sie öfters auf. Legen Sie bei längeren Autofahrten alle zwei Stunden eine Pause ein.

- Sitzen Sie nicht mit stark angewinkelten Kniegelenken; besser ist es, die Knie über 90 Grad locker ausstrecken. Hilfreich ist eine kleine schräg gestellte Fußbank, die die Knie während des Sitzens entlastet.
- Bewegen Sie vor dem Aufstehen das Knie ohne Belastung, vollführen Sie zum Beispiel kleine Pendelbewegungen auf dem Stuhl.
- Reduzieren Sie Übergewicht; jedes überflüssige Pfund belastet Ihre Gelenke.
- Tragen Sie möglichst keine hohen Absätze (maximal 4 cm).

- Schuhe mit Gummisohlen dämpfen besser als Ledersohlen.
- Vermeiden Sie es, in der Hocke und auf den Knien zu arbeiten.
- Benutzen Sie bei knienden Tätigkeiten, etwa während der Gartenarbeit, ein Kniepolster.
- Heben Sie keine schweren Gegenstände (nicht mehr als 5 kg).
- Tragen Sie eine Kniebandage zur Stabilisierung (lassen Sie sich dazu vom Arzt oder im Sanitätshaus beraten).

Beschwerden im Fuß und Sprunggelenk

Beschwerden im Sprunggelenk

Arthrosen des oberen Sprunggelenks treten überwiegend als Spätfolge einer Verletzung oder von Fehlstellungen auf. Oft bleibt das Gelenk viele Jahre unauffällig, bis schließlich ein Anlauf- oder Belastungsschmerz sowie eine Neigung zu Gelenkschwellungen auftreten. Das Abrollen des Fußes und das Gehen auf unebenem Boden sind unangenehm.

Beschwerden am Großzehengrundgelenk

Das Großzehengrundgelenk ist bei der Gicht die typische Lokalisationsstelle. Auch bei Entzündungsrheuma kann es zu schubartigen Schmerzattacken in diesem Gelenk kommen.

Von einem degenerativen Verschleiß des Großzehengrundgelenks sind häufig Sportler betroffen, oftmals schon im mittleren Alter. Bei einer ausgeprägten Arthrose kann der Vorfuß nur unter Schmerzen abgerollt werde, das Stehen auf der Fußspitze ist fast nicht möglich. Beim Gehen wird der Fuß in Schonhaltung unwillkürlich nach innen gedreht und über die Außenkante abgerollt, um das Zehengelenk nicht zu belasten.

Beschwerden in der Schulter

Das Schultergelenk ist das mobilste Gelenk des Körpers. Es zeichnet sich durch eine enorme Flexibilität aus, die Bewegungen zur Seite, über den Kopf, nach vorne und nach hinten erlaubt. Doch der Preis für diese große Beweglichkeit ist ein instabiler Gelenkaufbau: Der Gelenkkopf ist größer als die Gelenkpfanne (im Gegensatz zum stabileren Hüftgelenk: Hier ruht der Kopf fest in der Pfanne und wird von ihr weitgehend umschlossen).

In erster Linie wird das Schultergelenk durch mehrere starke Muskeln stabilisiert und bewegt. Degenerative Veränderungen betreffen daher vor allem Strukturen um die Schulter herum wie Muskeln, Sehnen, Bänder – und weniger das Gelenk selbst.

Was sind typische Anzeichen einer Schultergelenksarthrose?
- Schmerzen nach Belastungen, z. B. Heben und Tragen von Lasten
- Eingeschränkte Beweglichkeit
- Das Anheben des Arms über die Schulterhöhe ist schmerzhaft oder nicht möglich
- Nächtliche Schulterschmerzen
- Reibegeräusche (beim Auflegen der Hand spürbar)

So schonen Sie Ihre Schultergelenke
- Tragen Sie keine (schweren) Lasten.
- Reduzieren Sie Übergewicht .
- Vermeiden Sie einseitige Belastungen.
- Verwenden Sie zum Schlafen ein Kissen, um das Schultergelenk zu entlasten.

Gut zu wissen: Kein Gelenk neigt so schnell zur Versteifung wie die Schulter. Deshalb darf die Schulter nur kurzfristig ruhiggestellt werden bzw. inaktiv sein, auch wenn die verordneten Bewegungsübungen unangenehm sein mögen.

Beschwerden im Ellbogen

Das Ellbogengelenk hat zwei Bewegungsachsen: Die Verbindung zwischen Oberarm und Elle erlaubt das Beugen und Strecken; die Umwendbewegung der Hand erfolgt zwischen Oberarm und Speiche.

Arthrosen des Ellenbogens sind im Vergleich zu anderen Gelenken eher selten. Beschwer- den wie Steifigkeit oder eingeschränkte Beweglichkeit treten häufig nur vorübergehend auf, das Beugen, Strecken und Drehen kann unter Belastung schmerzhaft sein.

Viel häufiger kommt dagegen der Tennisellenbogen vor, der weniger eine Verschleißerkrankung als ein Reizzustand der Sehnenansätze über dem Ellbogen ist. Typische Beschwerden sind lokaler Druckschmerz am äußeren Ellbogen, die in den Unterarm ausstrahlen, und Schmerzverstärkung beim Ballen der Faust. Drehbewegungen sind nur eingeschränkt möglich.

Dieser Zustand wird nicht nur bei Tennisspielern, sondern überhaupt durch alle Überlas-tungen (z. B. Malerarbeiten, Schreibarbeiten am PC, Golfspielen) hervorgerufen.

Wenn Sie eine einseitige manuelle Tätigkeit ausüben, sollten Sie darauf achten, die Arbeit häufig kurz zu unterbrechen und die Arme locker auszuschütteln.

Beschwerden an Hand, Finger und am Daumen

Handgelenk

Viele Arthrosen des Handgelenks entwickeln sich aus alten Verletzungen, (Knochenbrüchen), wiederkehrenden Mikrotraumen, ständiger beruflicher Überlastung (z. B. Arbeiten mit dem Presslufthammer) oder als Folge einer Gelenkzerstörung durch die rheumatoide Arthritis. Zunächst verlaufen die Gelenkveränderungen oft stumm, später können Schmerzen und Bewegungseinschränkungen hinzutreten.

Fingergelenk

Von Arthrosen der Fingergelenke sind Frauen häufiger als Männer betroffen. Vor allem die kleinen Fingerendgelenke, aber auch die Mittel- oder Grundgelenke können befallen sein, oft auch in Verbindung mit einer Arthrose des Daumensattelgelenks. Selten ist nur ein Gelenk betroffen, meist sind es mehrere gleichzeitig (Polyarthrose).

Die Erkrankung beginnt häufig um das 50. Lebensjahr; bei Frauen oft im Zusammen-hang mit den hormonellen Veränderungen der Wechseljahre. Auch bei Berufsgruppen, die ihre Finger stark beanspruchen, zum Beispiel bei Masseuren und Schreibkräften, tritt ein Verschleiß der Fingergelenke gehäuft auf. Die Abgrenzung zum Entzündungsrheuma (Rheumatoide Arthritis) ist bei den Gelenken der Hand sehr wichtig.

Was sind typische Anzeichen einer Fingergelenkarthrose?

- Morgens sind die Finger und Hände steif und schlecht beweglich. Nach einigen Bewegungsübungen vergehen die Beschwerden.
- Nach Ruhezeiten sind Bewegungen der Finger schmerzhaft.
- Auf Kälte reagieren die Hände empfindlich und werden unbeweglich; Wärme tut gut.
- Erbsengroße Knötchen treten ein- oder beidseitig im Bereich der Fingerendgelenke auf.

So schonen Ihre Fingergelenke

- Vermeiden Sie starke Belastungen der Fingergelenke.
- Setzen Sie Hilfsmittel ein.
- Tragen Sie bei (nass-)kaltem Wetter Handschuhe.
- Warme Handbäder machen die Gelenke wieder besser beweglich.
- Bewegungsübungen mit einem kleinen, weichen Ball kräftigen die Muskulatur und verbessern die Funktionsfähigkeit der Hand.

Tipp

Um die Fingergelenke beweglich zu halten, ist folgende Übung hilfreich: Trockene Kirschkerne oder Linsen ggf. im Backofen leicht erwärmen, in eine Schüssel geben und die Hände darin bewegen.

Daumen

Das Daumensattelgelenk liegt am Ende des Daumenballens am Übergang zum Handgelenk und gehört zu den am meisten beanspruchten Gelenken des Körpers überhaupt. Der Daumen nimmt an der Hand eine Schlüsselposition ein; ohne ihn könnten wir weder zugreifen noch etwas festhalten.

Was sind die typischen Anzeichen einer Arthrose am Daumen?

- Lokaler Druckschmerz
- Brennender Schmerz bei Bewegung
- Kräftiges Zupacken mit der ganzen Hand fällt schwer oder ist schmerzhaft
- Beschwerden treten erstmals nach Unfällen mit Stürzen auf die ausgestreckte Hand auf, etwa beim Skifahren.
- Wäschewringen, das Auf- und Zudrehen von Deckeln und das feste Zupacken im Spitzgriff fällt schwer

So schonen Sie Ihre Daumengelenke

- Meiden Sie bestimmte Sportarten, zum Beispiel Skifahren
- Verwenden Sie Hilfsmittel, zum Beispiel spezielle Flaschen- oder Dosenöffner
- Machen Sie öfter warme Handbäder

Tipp

Eine gute Übung, die zur Kräftigung der Daumengelenke beiträgt: Morgens warmes Wasser in das Waschbecken füllen und einen kräftigen Schwamm darin ausdrücken.

Beschwerden an der Wirbelsäule

Durch den aufrechten Gang des Menschen ist die Wirbelsäule in hohem Maße belastet, da sie das Gewicht des Rumpfes, der Arme und des Kopfes tragen muss.

Die Wirbelsäule besteht aus 24 einzelnen Wirbeln (sieben im Halsbereich, zwölf im Brustbereich und fünf in der Lende) sowie Kreuz- und Steißbein. Die einzelnen Wirbel sind durch Gelenke miteinander verbunden.

Zwischen den Wirbeln liegen runde bis ovale Knorpelpuffer, die Bandscheiben. Sie bestehen aus festem Faserknorpel. In ihrer Mitte liegt ein Gallertkern, der Flüssigkeit speichert und Stöße wie ein Wasserkissen abdämpft.

Bei den Bandscheiben gibt es, wie bei den Gelenken der Extremitäten auch, Alterungsprozesse und Verschleißerscheinungen. Die Fähigkeit, Flüssigkeit zu speichern, lässt nach, der Wassergehalt nimmt ab und die Elastizität wird geringer, es bilden sich Risse. Belastungen können schlechter kompensiert werden. Auch an den Wirbelgelenken können sich arthrotische Veränderungen wie bei anderen Gelenken auch entwickeln.

Risikofaktoren sind starke sportliche oder berufliche Belastungen (schweres Heben, gebückte Arbeitsposition), Verletzungen und Fehlstellungen.

Was sind typische Anzeichen einer Arthrose der Wirbelgelenke?

- Dumpfe Schmerzen
- Bei Belastungen nimmt der Schmerz zu (längeres Stehen, ungünstige Sitzhaltung)
- Schon- und Fehlhaltungen
- Morgens ist der Rücken verkrampft und schmerzt, das Aufstehen bereitet Schwierigkeiten.
- Steifigkeit im Halsbereich und Nackenschmerzen, die bis zum Hinterkopf und zu den Schultern reichen.

So schonen Sie Ihre Wirbelsäule
Machen Sie Übungen zur Stärkung der Rücken- und Bauchmuskulatur

- Bewegen Sie sich ausreichend.
- Reduzieren Sie Übergewicht.
- Verwenden Sie im Bett eine orthopädische Matratze.
- Drehen Sie sich beim Aufstehen erst zur Seite und richten Sie sich dann unter Abstützen auf.
- Tragen Sie Schuhe mit weichen Sohlen.
- Achten Sie auf eine aufrechte Sitzhaltung.
- Wechseln Sie häufig zwischen Gehen, Stehen und Sitzen.
- Tragen Sie Lasten (Tasche, Koffer) nicht einseitig, sondern gleichmäßig auf beide Seiten verteilt.
- Achten Sie auf die richtige Hebetechnik: Beim Anheben das Gewicht nahe am Körper halten und in die Knie gehen.

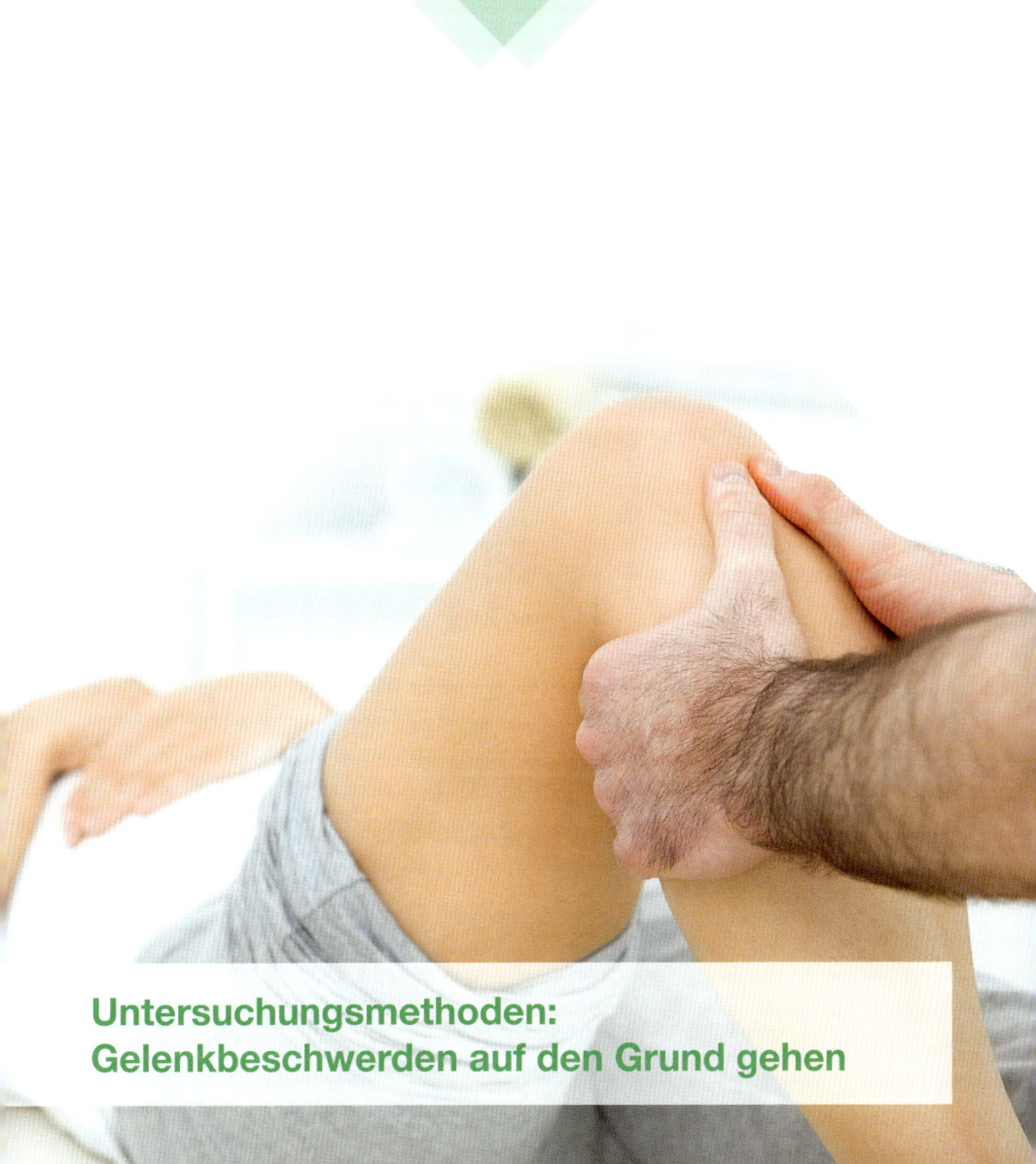

Untersuchungsmethoden:
Gelenkbeschwerden auf den Grund gehen

„Herr Doktor, mein Knie tut so weh und ich weiß nicht warum." – Was macht der Arzt, wenn Sie unter Gelenkschmerzen leiden, die nicht auf eine erkennbare, offensichtliche Ursache (Sport, schwere Arbeit) zurückzuführen sind? – Verschiedene Untersuchungen erwarten Sie in der Praxis.

Erstuntersuchung

Um eine sichere und exakte Diagnose stellen zu können, führt der Arzt zunächst folgende Untersuchungen durch:

- Anamnese (Krankheitsvorgeschichte, Familiengeschichte, Unfälle, Verletzungen etc.)
- Untersuchung des Gangs, Inspektion des Körpers (z. B. gerader oder schiefer Stand, Beckenschiefstand, Hinken, Schonhaltung)
- Funktionsprüfung der Gelenke und der Wirbelsäule, Überprüfung der Beweglichkeit
- Allgemeine körperliche Untersuchung (Abtasten und Abhören der inneren Organe, Hautveränderungen etc.)

- Neurologische Überprüfung (Reflexe, Gefühllosigkeit, Kribbeln, Missempfindungen)
- Ggf. Röntgen
- Ggf. Laboruntersuchung

Im Anschluss daran wird der Arzt unter Umständen weiterführende Zusatzuntersuchungen wie Ultraschall oder Computertomografie veranlassen.

Schmerzskala für Gelenkpatienten

An welcher Stelle der Schmerzskala würden Sie Ihre Beschwerden einordnen? Diese Information ist für Ihren Arzt wichtig. Nennen Sie ihm einfach die Zahl; er kann sie sofort einordnen.

Schmerzstärke

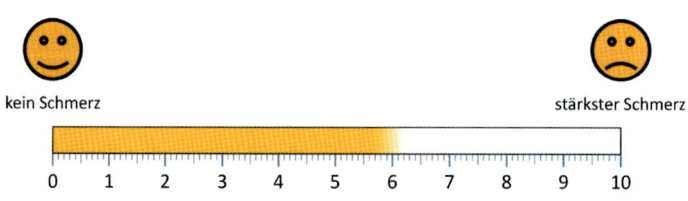

kein Schmerz   stärkster Schmerz

0   1   2   3   4   5   6   7   8   9   10

Schmerzskala von 1 bis 10

Röntgen

Bei Verdacht auf eine Gelenkerkrankung gehört eine Röntgenuntersuchung zur Basisdiagnostik. Auf dem Röntgenbild sind Gelenkkopf und Gelenkpfanne zu erkennen, die durch den Gelenkspalt getrennt sind.

Da der Knorpel keinen Kalk enthält, ist er im Röntgenbild nicht sichtbar. Der Arzt kann nur indirekt auf den Zustand des Knorpels schließen: Ist der Abstand zwischen Gelenkkopf und Pfanne normal, so spricht dies gegen eine Arthrose mit Knorpelverschleiß. Je kleiner und je unharmonischer geformt der Gelenkspalt jedoch im Röntgenbild ist, umso ausgeprägter ist die Arthrose. Diese Verschmälerung des Gelenkspalts ist das typische Arthrosezeichen im Röntgenbild. Kleinere Knorpelschäden sind allerdings beim Röntgen nicht unbedingt zu erkennen.

Durch die Verschmälerung des Gelenkspalts wird auch der Raum und Platz für die Nährstoffversorgung und den Abtransport weiter verkleinert, was den degenerativen Prozess noch weiter fördern kann.

Beschwerden stimmen nicht immer mit Befund überein

Röntgenbilder allein sagen nur wenig über die Beschwerden aus. Menschen mit der gleichen Art Arthrose haben häufig völlig unterschiedlich starke Beschwerden. Während der eine mit einer leichten Arthrose des Knies nur mit Mühe gehen kann, joggt ein anderer noch im Park.

Der Grad der Beschwerden korreliert also nicht immer mit dem Röntgenbefund. Mit anderen Worten: Ungünstige Röntgenbefunde bedeuten nicht unbedingt, dass klinische Symptome (Schmerzen) vorliegen. Andererseits gibt es viele Patienten mit Gelenkschmerzen, deren Röntgenbilder unauffällig sind. Man sollte also den Röntgenbefund nicht isoliert betrachten, sondern nur im Zusammenhang sehen mit der Krankengeschichte und der körperlichen Untersuchung.

Alte Röntgenaufnahmen werden immer sorgsam gespeichert. Mit mehreren Röntgenaufnahmen, die in größeren Abständen gemacht werden, lassen sich der Verlauf und die Entwicklung eines Gelenkschadens gut beurteilen.

Ultraschall

Die Ultraschalluntersuchung (Sonografie) ist eine sinnvolle Ergänzung zur Röntgenaufnahme. Während im Röntgen vor allem knöcherne Strukturen zu sehen sind, lassen sich beim Ul-traschall mit nicht hörbaren Schallwellen insbesondere Weichteilstrukturen wie die Gelenkkapsel oder Schleimbeutel gut darstellen. Zu erkennen sind Gelenkergüsse, Schwellungen und Verdickungen der Gelenkinnenhaut sowie Zysten, zum Beispiel im Kniegelenk (Baker-Zysten). Auch den Zustand von Sehnen, Gelenkkapsel und Muskulatur kann der Untersucher beurteilen.

Der Vorteil für den Patienten: Die Ultraschalluntersuchung verläuft ohne Strahlenbelastung, ist schmerzfrei und kann schnell durchgeführt werden.

Allerdings sind im Vergleich mit der Computer- oder Kernspintomografie das Auflösungsvermögen und die Aussagekraft niedriger.

Bildgebende Verfahren

Computer- und Magnetresonanztomografie gehören zu den bildgebenden Methoden und haben ihren festen Platz in der Diagnostik von Gelenkerkrankungen. Sie werden aber erst eingesetzt, wenn eine Röntgenaufnahme keine sichere Aussage erlaubt bzw. spezielle Fragestellungen auf anderem Wege nicht zu klären sind. Beide Verfahren sind sehr kostenintensiv und kommen daher nur bei unklaren Befunden oder bestimmten Fragestellungen zum Einsatz.

Computertomografie (CT)
Die Computertomografie (CT) liefert eine Röntgen-Schichtaufnahme. Die eingesetzten Röntgenstrahlen werden von den einzelnen Körpergeweben in unterschiedlichem Maße aufgenommen. Das CT misst diese Strahlenabsorption und setzt sie mithilfe eines Computers in Schnittbilder um. Zusammengesetzt ergibt sich eine räumliche Darstellung des Gelenks und den umgebenden Strukturen. Die Strahlenbelastung ist beim CT allerdings deutlich höher als beim normalen Röntgen.

Magnetresonanztomografie (MRT)
Die Magnetresonanztomografie (auch bekannt unter dem Begriff Kernspintomografie) basiert hingegen nicht auf Röntgenstrahlen, sondern auf der Messung elektromagnetischer Wellen. Diese Technik liefert sehr differenzierte Abbildungen mit einer Fülle von Details wie Knochen, Knorpel, Gelenkinnenhaut, Sehnen und Bänder. So lassen sich der Zustand und Veränderungen des Knorpels, winzige Risse, Löcher oder Krater der Oberfläche sowie weitere Läsionen im Gelenkbereich erkennen.

Medizinische Untersuchungen zur Diagnose von Gelenkerkrankungen

Untersuchung	Diagnose/Aussage/Nachweis
Röntgen	Bestätigung einer Arthrose, Gelenkfehlstellungen Verletzungen des Knochens (Brüche, Frakturen)
Ultraschalluntersuchung (Sonografie)	Zustand des Knorpels und der Gelenkinnenhaut Gelenkerguss, Zysten und Verkalkungen
Computertomografie (CT)	Veränderungen und Verletzung der Knochen und Weichteile wie Bandscheibenschädigungen
Magnetresonanztomografie (MRT)	Detaillierte Darstellung von Knorpeldefekten Meniskus- und Bandscheibenschäden Nachweis der Arthrose im Frühstadium
Knochen-Szintigrafie	Entzündungen und Tumore
Punktion	Gelenkentzündungen/Nachweis von Bakterien und Entzündungsstoffen
Arthroskopie	Blick ins Innere des Gelenks liefert Aussage über Quantität und Qualität des Knorpels

Szintigrafie

Die Skelettszintigrafie stammt aus der Nuklearmedizin. Dabei wird ein Kontrastmittel in die Blutgefäße injiziert, das sich anschließend über die Blutbahn im ganzen Körper und im Knochengewebe verteilt. Besonders konzentriert sich die Substanz in entzündetem oder krankhaft verändertem Gewebe wie Tumoren.

Mit diesem Verfahren lässt sich eine Arthrose von einem entzündeten Gelenk abgrenzen bzw. ein Krebsgeschehen ausschließen. Die Szintigrafie gehört nicht zum routinemäßigen Einsatz und wird nur bei begründetem Verdacht durchgeführt.

Gelenkpunktion

Liegt ein Gelenkerguss vor, kann mittels einer Punktion die übermäßige Gelenkflüssigkeit abgezogen werden. Eine Untersuchung der Flüssigkeit auf Zellen, Bakterien und Eiweiß kann Hinweise auf mögliche Krankheitserreger liefern. Darüber hinaus hat eine Punktion auch therapeutische Wirkungen: Die Abnahme des Drucks im Inneren des Gelenks wirkt entlastend und schmerzlindernd. Zudem werden durch die Punktion knorpelschädigende Substanzen (z. B. Enzyme) aus dem Gelenk entfernt.

Laboruntersuchungen bei Gelenkerkrankungen

Mithilfe von Laboruntersuchungen lassen sich die verschiedenen Rheumaerkrankungen (entzündlich oder nicht-entzündlich) grundsätzlich gegeneinander abgrenzen. Um Entzündungen auf die Spur zu kommen, ist im Labor die Bestimmung von CRP (C-reaktives Protein) und Leukozyten sinnvoll. Auch die Blutsenkung (BSG) und die Eiweiß-Elektrophorese können Erkenntnisse liefern.

Welche Bedeutung haben Blutwerte bei Arthrosen?

Bei unklaren Gelenkbeschwerden können Blutuntersuchungen erste Klarheit geben, ob es sich um eine degenerative, eine entzündliche oder eine durch eine Stoffwechselstörung hervorgerufene Erkrankung handelt.

Allgemein sollten aber Laboruntersuchungen nicht überbewertet werden. Bei entzündlichen Krankheitsprozessen wie der rheumatoiden Arthritis können sie wichtige Erkenntnisse liefern. Bei degenerativen Erkrankungen wie der Arthrose hingegen ist das Labor oft normal, allenfalls die Blutsenkungsgeschwindigkeit (BSG) ist leicht erhöht. Wenn eine ruhende Arthrose in eine aktivierte Form übergeht, sind die Entzündungswerte positiv.

Laboruntersuchungen

Laborwert	Bemerkung
Kleines Blutbild (rote + weiße Blutkörperchen, Blutplättchen, Hämoglobin (Blutfarbstoff))	Basisuntersuchung: Bei Arthrosen meist unauffällig Bei Entzündungsrheuma oft Anämie (Blutarmut)
Blutsenkungs-geschwindigkeit (BSG)	Hinweis auf Entzündung im Körper; bei rheumatoider Arthritis häufig schon frühzeitig erhöht Normalwerte (nach einer Stunde): Frauen unter 50 Jahren: unter 20 mm Frauen über 50 Jahren: unter 30 mm Männer unter 50 Jahren: unter 15 mm Männer über 50 Jahren: unter 20 mm
Harnsäure	Bei Verdacht auf Gicht; bei Gicht sind die Harnsäurespiegel erhöht Normalwerte: Männer 3,5–7,0 mg/dl (208–416 µmol/l) Frauen 2,5–6,0 mg/dl (149–357 µmol/l)
C-reaktives Protein (CRP)	Entzündungswert, bei rheumatischen Erkrankungen erhöht Normalwert: kleiner 5 mg/l (0,5 mg/dl)
Rheumafaktoren (RF)	Rheumafaktoren sind Antikörper gegen körpereigene Stoffe. Normalwert: negativ (= nicht vorhanden) oder kleiner 30 IU/ml Bei 70 bis 80 % der Patienten mit rheumatoider Arthritis lassen sich Rheumafaktoren nachweisen. Die Höhe der Werte erlaubt Rückschlüsse auf die Schwere der Erkrankung und den weiteren Verlauf. Werte können allerdings auch bei Gesunden (etwa 5 %) erhöht sein.
Antistreptolysin-Titer (ASL-Titer)	Hinweis auf vorausgegangene Infektion mit Streptokokken

Verdacht auf rheumatoide Arthritis – Nachweis von Antikörpern

Bei Verdacht auf entzündliches Rheuma wird der Arzt weitere detaillierte Blutuntersuchungen veranlassen. Dazu gehört der Nachweis bestimmter Antikörper (zum Beispiel Rheumafaktoren; Eiweißstoffe, die auf eine Störung des Immunsystems hindeuten).

Sie weisen auf eine Autoimmunerkrankung hin und haben sich zu einer wichtigen Diagnosemethode bei Rheuma entwickelt. Diese Spezialuntersuchungen werden überwiegend von Fachärzten (Rheumatologen) durchgeführt. Mit zunehmendem Alter steigen die Werte auch bei Gesunden noch an und verlieren dadurch an Aussagekraft. Auch wenn sich im Labor keine Rheumafaktoren zeigen, schließt das eine rheumatoide Erkrankung nicht aus!

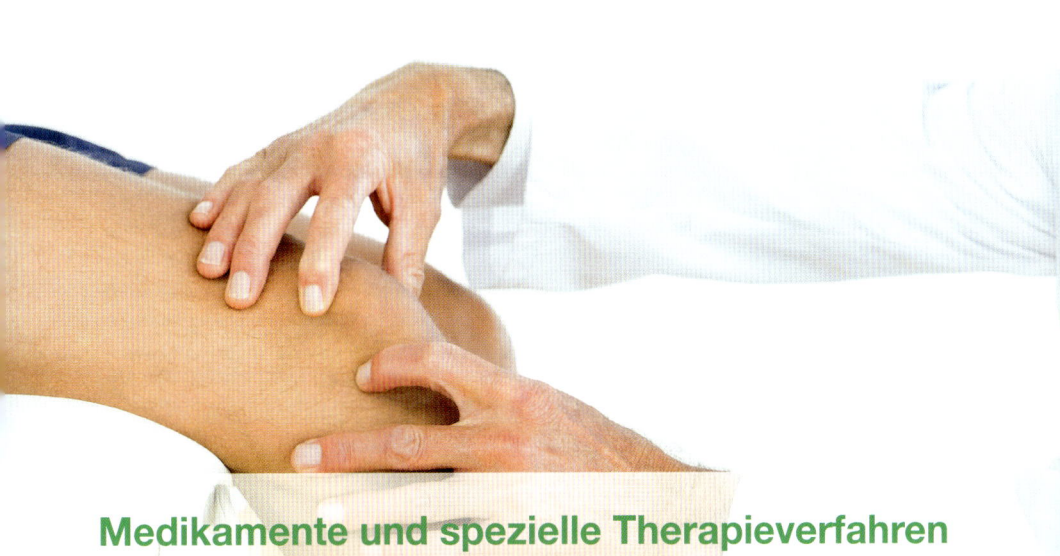

Medikamente und spezielle Therapieverfahren

Klassische Rheumamittel

Die klassischen Rheumaschmerzmittel, die sogenannten **n**icht**s**teroidalen **A**ntir**h**eumatika (NSAR), gehören zu den meistverkauften Medikamenten überhaupt. Es handelt sich dabei um kortisonfreie Schmerzmedikamente; mit dem Begriff „nichtsteroidale Antirheumatika" grenzt man in der Medizin diese Arzneigruppe bewusst von den Steroiden (= Kortisonverbindungen) ab.

Typische Arzneistoffe dieser Gruppe sind Ibuprofen, Diclofenac und Ketoprofen, die bei schmerzhaften Gelenkbeschwerden, Rücken- und Gliederschmerzen eingesetzt werden.

Wie wirken die Rheumamittel?

Nichtsteroidale Antirheumatika (NSAR) hemmen körpereigene Substanzen, die im geschädigten Gewebe Schmerzen und Entzündungsreaktionen hervorrufen. Genauer gesagt wird die Wirkung des Enzyms Cyclooxygenase gehemmt.

Dieses Enzym bildet sogenannte Prostaglandine. Dabei handelt es sich um eine Gruppe von hormonähnlichen Botenstoffen mit vielfältigen Wirkungen. (Benannt sind die Prostaglandine übrigens nach ihrer ursprünglichen Entdeckung im Prostatasekret.) Während bestimmte Prostaglandine Entzündungen und

Schmerzen hervorrufen, sind andere wiederum für den Schutz der Magenschleimhaut vor Magensäure verantwortlich. Sie haben also positive und negative Eigenschaften. NSAR wirken aber weitgehend ungezielt, sie hemmen nicht nur die Entzündungen im Gelenk, sondern auch den Magen-Schutzfaktor. Hierdurch kann die Magensäure den Magen angreifen, was erklärt, warum Magen-Darm-Beschwerden so häufig im Zusammenhang mit der Einnahme von NSAR vorkommen.

Schmerzlindernde Salben zur äußerlichen Anwendung

Auch äußerlich, durch lokale Anwendungen, lässt sich etwas gegen die Gelenkbeschwerden unternehmen. Die gleichen Wirkstoffe, die innerlich gegen Rheuma eingenommen werden, wie Ibuprofen oder Diclofenac, gibt es auch in Form von Salbe oder Gel.

Vorsicht vor Nebenwirkungen!

Wer an einem Magengeschwür leidet, darf diese Schmerzmittel überhaupt nicht einnehmen. Auch die Gabe von NSAR als Zäpfchen bietet keinen Magenschutz, da die potenziell schädigende Wirkung über den Blutweg läuft. Die sogenannten Cox-2-Hemmer wirken gezielt gegen die Entzündung und belasten den Magen weniger.

Mögliche unerwünschte Nebenwirkungen durch NSAR

Organ	Beschwerden
Magen-Darm	Übelkeit, Durchfall, Völlegefühl, Bauchkrämpfe, Magenbrennen, Magenblutungen, Geschwüre
Haut	Juckreiz, Ausschläge
Nervensystem	Kopfschmerzen, Schwindel, Müdigkeit
Leber	Gestörte Entgiftungsfunktion, erhöhte Leberwerte
Blut/Knochenmark	Absinken der weißen Blutkörperchen (Leukozyten) oder der Blutplättchen (Thrombozyten)
Lunge	Bronchospasmus, Asthmaanfall

Die Verträglichkeit der Rheumamittel ist individuell ganz unterschiedlich: Manche Menschen vertragen die Mittel auch bei langjähriger Einnahme gut. Andere bekommen bereits nach kurzer Zeit Nebenwirkungen. Bei älteren Menschen sind Nebenwirkungen häufiger zu beobachten als bei jüngeren.

Tritt unter der Einnahme von Rheumamedikamenten eines der folgenden Alarmzeichen auf, sollten Sie sofort einen Arzt aufsuchen: Übelkeit, Erbrechen, starke Bauchschmerzen, Durchfall, schwarzer oder blutiger Stuhl, verschlechterter Allgemeinzustand oder Hautausschläge.

So reduzieren Sie die Gefahr von Nebenwirkungen

- Nehmen Sie NSAR nicht auf nüchternen Magen, sondern mit reichlich Wasser zu oder unmittelbar nach den Mahlzeiten ein.
- Meiden Sie Alkohol; er kann Magen-Darm-Beschwerden verstärken.
- Verzichten Sie auf das Rauchen, da es die Magenschleimhaut reizt.
- Beim Auftreten von Nebenwirkungen setzen Sie das Medikament sofort ab.
- Lassen Sie bei längerfristiger Einnahme regelmäßig die Blutwerte (Leber und Niere) kontrollieren.

55

Die Verträglichkeit steht in direkter Beziehung zur Dosierung: Mit steigender Dosis nimmt auch das Risiko von Nebenwirkungen zu.

Für den kurzzeitigen Einsatz

Mit NSAR werden nicht die Ursachen, sondern nur die Symptome bekämpft. Rheuma-Schmerzmittel sind deshalb nur für den kurzfristigen Gebrauch bestimmt, um akute Beschwerden zu lindern. Nichts spricht gegen eine gelegentliche Einnahme. Es kann sein, dass der Arzt diese Medika-

mente kurzzeitig einsetzt, wenn Immobilität droht oder Sie aufgrund von Schmerzen Ihre Bewegungsübungen nicht durchführen können.

Wechselwirkung mit anderen Medikamenten

Wenn Sie neben den NSAR noch weitere Arzneimittel einnehmen, können Wechselwirkungen auftreten. Sie sollten daher unbedingt Ihren Arzt über alle Medikamente informieren, die Sie einnehmen.

Wechselwirkungen zwischen Rheumamitteln und anderen Medikamenten

Medikament	Wechselwirkung mit NSAR
Marcumar (zur Blutverdünnung)	Erhöhte Blutungsgefahr
Herzmedikamente (Digoxin)	Wirkungsverstärkung
Harntreibende Mittel (Diuretika)	Wirkungsabschwächung
Blutzuckersenkende Medikamente	Verstärkung der blutzuckersenkenden Wirkung
ACE-Hemmer (Herz-Kreislauf-Mittel)	Wirkungsabschwächung
Beta-Blocker (blutdrucksenkende Medikamente)	Wirkung von Beta-Blockern kann vermindert werden
Acetylsalicylsäure (ASS)	Zunahme der Magen-Darm-Beschwerden
Kortison	Erhöhte Gefahr von Blutungen und Geschwüren

COX-2-Hemmer

Die verschreibungspflichtigen Coxibe (zum Beispiel Celecoxib) hemmen ein bestimmtes Enzym (Cyclooxygenase 2) und sind besser verträglich als die nichtsteroidalen Antirheumatika, zumindest über einen Zeitraum von sechs Monaten.

Zunächst in der Medizin mit großen Hoffnungen bedacht, haben die COX-2-Hemmer die in sie gestellten Erwartungen nicht erfüllt. Denn auch sie sind nicht ganz frei von Nebenwirkungen auf den Magen-Darm-Trakt. Außerdem besteht ein kardiovaskuläres Risiko: Für Menschen mit Durchblutungsstörungen der Herzkranzgefäße oder nach einem Schlaganfall (Apoplex) ist diese Wirkstoffgruppe nicht geeignet.

Basistherapeutika

Bei der rheumatoiden Arthritis reichen oftmals herkömmliche Schmerzmittel nicht aus. Um das fehlgesteuerte Immunsystem zu beeinflussen, werden sogenannte Basistherapeutika eingesetzt. Medikamente dieser Gruppe sind chemisch sehr unterschiedlich aufgebaut. Eingesetzt werden beispielsweise Methotrexat, Sulfasalazin, Chloroquin, Leflunomid und Goldpräparate oder Immunsuppressiva; bei Nichtansprechen einer Monotherapie auch in Kombination.

Sie sollen langfristig den Verlauf entzündlich-rheumatischer Erkrankungen positiv beeinflussen. Allerdings kann es Wochen bis Monate dauern, bevor eine Wirkung eintritt. Da die Therapie mit nicht unerheblichen Nebenwirkungen verbunden sein kann, erfolgt sie unter sorgfältiger ärztlicher Betreuung mit Laborkontrollen und Untersuchungen. Unter Umständen wird die Basistherapie mit niedrig dosiertem Kortison kombiniert.

Basistherapeutika	Wirkung/Nebenwirkung
Methotrexat	Einsatz bei hoch aktivem Krankheitsverlauf Nebenwirkungen: Hautausschläge, Schwindel, Schleimhautgeschwüre
Hydroxychloroquin	Gut verträgliche Therapie, aber nicht so wirksam wie Immunsuppressiva Nebenwirkungen: Übelkeit, Durchfall, Hautausschläge
Sulfasalazin	Stärkere Wirkung als Hydroxychloroquin Nebenwirkungen: Schwindel, Magen-Darm-Beschwerden
Azathioprin (Immunsuppressivum)	Hemmt körpereigenes Immunsystem; Einsatz nur, wenn die anderen Basistherapeutika nicht helfen Nebenwirkungen: Übelkeit, Erbrechen, Magenschmerzen, Blutbildveränderungen
Leflunomid (Immunsuppressivum, speziell für rheumatische Basistherapie entwickelt)	Langwirksames Antirheumatikum Häufige Nebenwirkungen sind Durchfall und Übelkeit, Anstieg der Leberenzyme
D-Penicillamin	Langer Wirkungseintritt (bis 6 Monate), starke Nebenwirkungen, wird nur noch in Ausnahmefällen eingesetzt
Goldpräparate	Werden in der Rheumatherapie wegen der Nebenwirkungen nur noch selten eingesetzt

Kortisonmedikamente

Kortisonhaltige Medikamente, sei es nun als Präparate zum Einnehmen oder als Injektionspräparate, sind mit vielen Ängsten und Vorurteilen behaftet. Kortikoide sind körpereigene Hormone, die als Botenstoffe zahlreiche Aufgaben in jedem gesunden Körper verrichten. Die Kortikoide sind grundsätzlich lebensnotwendig. Sie können, da sie auch den Effekt der Dämpfung einer übermäßigen Entzündung haben, zur Behandlung von Entzündungen wie z. B. der arthrosebedingten Gelenkarthritis eingesetzt werden. Es kann, besonders bei rheumatischen Erkrankungen, phasenweise oder über längere Zeit erforderlich sein, Kortikoide wegen ihrer immunsupprimierenden (dämpfenden) Eigenschaften einzunehmen.

Vorsicht mit Kortison: Langzeitanwendung verringert Knochendichte

Diese sehr wirksame Substanz hat neben ihren positiven Effekten in der Langzeittherapie auch negative Wirkungen wie z. B. Hautveränderungen, Gewichtszunahme, Erhöhung der Brüchigkeit der Knochen (Osteoporose) und andere negative Auswirkungen. Dennoch sind gerade die Patienten, die Kortikoide langfristig einnehmen müssen, in vielen Fällen auf diese Behandlung angewiesen.

Kurzfristig und im akuten Fall wohldosiert eingesetzt, kommt es nur in seltenen Fällen zu Nebenwirkungen unter der Kortikoidtherapie. Daher wird jeder verantwortungsbewusste Arzt Kortikoide nur bei zwingender Notwendigkeit und dann auch möglichst kurzfristig einsetzen. Die jeweils wirksamste Methode, ein Medikament innerhalb eines Gelenkes zur Wirkung zu bringen, ist die Injektion in das Gelenk (intraartikuläre Injektion, kurz i.a.).

Bei einer aktivierten Arthrose mit Schmerzen und Ergussbildung kann eine Injektion angezeigt sein, um die Schmerzen kurzfristig lindern zu können. Sinn macht die Behandlung, wenn andere Therapien nicht erfolgreich waren.

Kortison nur in Ausnahmefällen

Bei akuten Schmerzzuständen kann Kortison entzündungshemmend wirken und rasch Erleichterung schaffen. Allerdings ist Vorsicht angeraten. Denn einerseits reduziert Kortison die akuten Beschwerden, doch gleichzeitig wird das Zellwachstum gebremst und das Immunsystem lahmgelegt.

Aufpassen: Eine Kortisoninjektion ins Gelenk ist nicht angezeigt bei geringen Beschwerden und auch nicht zur langfristigen Behandlung! Bei der lokalen Applikation in das Gelenk werden nur die Symptome für einen gewissen Zeitraum eingedämmt, jedoch nicht die Ursache behandelt.

Durch die Einstichstelle können Keime in das Gelenk gelangen. Deshalb ist bei der Injektion steriles Arbeiten unabdingbar, um diese Komplikation weitestgehend zu verhindern! Nach Schätzungen liegt das Risiko einer Infektion bei 1:40.000 (bei sachgemäßer Anwendung).

Die Injektion sollte in einem sauberen Raum ohne Zugluft stattfinden. Der Arzt sollte einen Mundschutz und Handschuhe tragen. Gut zu wissen: Nach der Injektion wird eine gewisse Schonung des Gelenks über etwa 2 Tage empfohlen, damit sich die Wirkung des Kortisons entfalten kann. Bei Anzeichen einer lokalen oder generalisierten Entzündung sollten Sie unverzüglich den Arzt informieren. Die Abstände zwischen den Injektionen sollten mindestens drei Monate betragen; nicht öfter als dreimal, höchstens viermal im Jahr.

Von Arthroskopie bis Knorpeltransplantation

Die Vielfalt der Erkrankungen, die dem rheumatischen Formenkreis zugerechnet werden, hat dazu geführt, dass eine Reihe spezieller Therapieverfahren entwickelt wurden, deren Anwendungsmöglichkeiten vom jeweiligen Krankheitsbild und der Befindlichkeit des Patienten abhängt. Nicht alle Therapien sind für alle Patienten gleichermaßen geeignet.

Radiosynoviorthese (RSO)

Die Radiosynoviorthese (RSO) ist eine spezielle Therapieform, die an nahezu sämtlichen großen und auch kleinen Gelenken des Körpers durchgeführt werden kann, wenn eine chronische Entzündung im Gelenk besteht, die durch andere Maßnahmen wie die Einnahme oder Injektion entzündungshemmender Präparate nicht behandelbar ist. Eine solche Entzündung wird zum Beispiel häufig durch ausgeprägte Verschleißveränderungen, aber auch rheumatische Erkrankungen verursacht. Es kommt dann regelmäßig zu Gelenkergüssen bzw. stärkeren Schleimhautschwellungen des Gelenkes. Oft sind mehrfach Gelenkpunktionen zur Entfernung eines Gelenkergusses vorausgegangen. Die RSO kann nur beim dafür speziell ausgebildeten und apparativ ausgerüsteten Radiologen bzw. Nuklearmediziner durchgeführt werden. Ziel ist die Wiederherstellung der Gelenkschleimhaut durch radioaktive Strahlung. Durch den Nuklearmediziner wird nach entsprechender Voruntersuchung des Gelenkes ein Medikament in das Gelenk injiziert, welches die Entzündung des Gelenkes nach ein bis drei Behandlungen in den meisten Fällen wirksam unterbindet. Dies führt zur Funktionsverbesserung, Schmerzreduzierung oder Schmerzfreiheit. Auch die Neigung zur Bildung eines Gelenkergusses lässt nach oder verschwindet vollständig. Die Durchführung einer solchen Therapie ist an bestimmte Voraussetzungen gebunden. Ob eine solche Behandlung möglich und sinnvoll ist, kann am besten von Ihrem Orthopäden beurteilt werden.

Orthokin-Arthrose-Therapie

Die Therapie nach dem Orthokinverfahren zielt auf eine spezifische Entzündungshemmung im Gelenk. Diese wird durch körpereigene Botenstoffe (Interleukine bzw. Interleukinantagonisten) erreicht.

Nach eingehender Untersuchung und Beratung wird zu Beginn etwa 60 ml Blut mit einer speziellen Spritze aus der Vene entnommen. Das Innere der Spritze ist so gestaltet, dass die Immunzellen aus dem Blut zur Eigenproduktion eines körpereigenen Hemmstoffes des Immunsystems (Anti-Interleukin-1) angeregt werden. Im Labor werden diese Stoffe von dem Blut getrennt, sodass die so entstandene körpereigene Eiweißlösung in das erkrankte Gelenk zurückinjiziert werden kann. Es handelt sich ausschließlich um Eigenmaterial des Organismus. Es werden keinerlei körperfremde Substanzen der körpereigenen Eiweißlösung hinzugefügt. Diese Eiweißlösung wird nun in das erkrankte Gelenk zurückinjiziert. Je nach Ertrag werden in der Regel mindestens sechs Einzelportionen dieser Eiweißlösung gewonnen, die dann jeweils in regelmäßigen Abständen unter sterilen Bedingungen in das betroffene Gelenk eingebracht werden. Anschließend erfolgen eine Kontrolluntersuchung mit Beratung über das weitere Vorgehen und eine Beurteilung der Prognose.

Der Patient sollte drei Tage vor dem Blutabnahmetermin auf fettreiches Essen verzichten und reichlich Flüssigkeit zu sich nehmen. Es wird damit ein höherer Ertrag der später gewonnenen Eiweißlösung erreicht.

Das gewonnene Eiweiß hat eine hochgradige knorpelschützende und entzündungshemmende Wirkung. Das Grundprinzip der Gesamttherapie basiert auf der Tatsache, dass nach gesicherten biologischen Gesichtspunkten sehr spezifisch in das Schmerz- und Entzündungsgeschehen und damit in den prinzipiell dynamischen Prozess der Knorpelzerstörung (Arthrose) eingegriffen wird. Da bei der Behandlung ein körpereigenes Produkt verabreicht wird, ist nicht mit spezifischen Komplikationen zu rechnen.

Die Orthokin-Therapie ist keine Leistung der gesetzlichen Krankenkassen, sondern eine sogenannte IGeL-Leistung (individuelle Gesundheitsleistung), die der Patient selbst bezahlen muss. Die Übernahme durch private Krankenkassen ist je nach Krankenkasse verschieden.

Hyaluronsäure zur Injektion

Hyaluronsäure ist eine Substanz, die aufgrund ihrer hohen Zähflüssigkeit (Viskosität) ein optimales Gleitmittel darstellt. Sie ist wie die eigene Gelenkflüssigkeit aufgebaut. Hyaluronsäure ergänzt und ersetzt die arthrotische Gelenkflüssigkeit und wird direkt in den Gelenkspalt injiziert.

Die Datenlage in Studien zu Hyaluroninjektionen bei Arthrose ist allerdings nicht klar positiv bzw. uneinheitlich. Die individuellen Reaktionen sind sehr unterschiedlich. Auf den biomechanischen Effekt von Hyaluronsäure reagiert nicht jeder gleich gut.

Bei Schmerzkrankheiten wie der Arthrose gilt: Was vielen hilft, muss nicht allen helfen. Außerdem muss auch das Risiko einer intraartikulären Gelenkinjektion (wie eine Infektion im

Gelenk) gegenüber den Vorteilen abgewogen werden.

In Einzelfällen kommen die Hyaluroninjektionen infrage für ältere Patienten oder Patienten, die keine NSAR einnehmen dürfen oder wo die Einnahme mit einem Risiko verbunden wäre.

Hyaluron-Injektionen sind keine Leistung der gesetzlichen Krankenkassen, sondern eine sogenannte IGeL-Leistung (individuelle Gesundheitsleistung), die der Patient selbst bezahlen muss. Für den Betroffenen entsteht eine nicht unerhebliche finanzielle Belastung.

Operationen

Die operative Therapie an Gelenken kann in verschiedenen Fällen notwendig sein. Durch die Gelenkspiegelung (Arthroskopie) sind die Eingriffe am Gelenk schonender als früher. Welches operative Verfahren für welchen Patienten am besten geeignet ist, wird individuell festgelegt.

Arthroskopie

Die Arthroskopie hat in der Diagnose und Therapie von Gelenkerkrankungen große Bedeutung. Heute wird der größte Teil der Eingriffe am Knie arthroskopisch durchgeführt. Über ein spezielles Instrument, as Endoskop, und eine Minikamera, hat der Operateur einen freien Blick in das Gelenkinnere und kann den Zustand des Knorpels beurteilen ("Schlüssellochtechnik"). Aber nicht nur die diagnostischen Möglichkeiten sind enorm. Es können direkt therapeutische Eingriffe am beschädigten Knorpel durchgeführt werden, zum Beispiel die Glättung der Knorpelflächen, die Behandlung von Meniskusrissen, die Spülung und Reinigung des Gelenks mit einer Entfernung von abgeschilferten Knorpelteilchen.

Für den – häufig ambulant durchgeführten – Eingriff sind keine großen Schnitte erforderlich, es bleiben nur zwei kleine, kaum sichtbare Narben zurück.

Umstellungsoperationen

Die sogenannte Umstellungsosteotomie setzen Chirurgen ein, um angeborene oder erworbene Gelenkfehlstellungen wie X- oder O-Beine auszugleichen. Ziel ist eine Korrektur der
Gelenkachsen. Dazu entnimmt man ein vorher
berechnetes keilförmiges Stück aus dem Knochen und korrigiert damit die Achsenstellung.
Orthopäden raten häufig jüngeren Patienten
zu diesem Eingriff, um späteren Gelenkdege-
nerationen und einseitigem Gelenkverschleiß
vorzubeugen.

Gelenkersatz: So spät wie möglich, so früh wie nötig

Sind die Verschleißveränderungen in einem
Gelenk bereits weit fortgeschritten und leiden
die Betroffenen unter starken Schmerzen, so
kann es notwendig sein, einen künstlichen
Gelenkersatz (Endoprothese) einzusetzen.
Hierbei gilt die Faustregel, so spät wie möglich, aber so früh wie nötig. Erst wenn alle anderen Maßnahmen keine Besserung bringen,
wird die Operation in Erwägung gezogen.
Den Zeitpunkt sollte der Patienten selbst be-
stimmen und sich nach seinem Leidensdruck
richten. Bei Unsicherheit sollte immer eine
Zweitmeinung vom Spezialisten eingeholt
werden.

Jedes Jahr bekommen in Deutschland rund
400.000 Patienten ein künstliches Gelenk
eingesetzt. Es gibt Teil- oder Totalprothesen.
An der Spitze liegen Hüftgelenke mit rund
200.000 Prothesen. Dann folgen die Kniegelenke. Auch die Zahl künstlicher Schulter- und
Sprunggelenke nimmt zu.

Die Erfolgsaussichten bei künstlichen Gelenken sind heutzutage sehr gut.

Es ist keine Seltenheit, dass die Gelenkpro-
thesen länger als 15 Jahre funktionstüchtig
bleiben. Nach diesem Zeitraum werden sie im
Falle einer Lockerung ausgewechselt.

Gut zu wissen: Grundsätzlich lassen sich heute fast alle Gelenke ersetzen, und doch gibt es
trotz allem medizinischen Fortschritt bis jetzt
kein Material, dass sich als so leistungsfähig,
so belastbar und so anpassungsfähig erwie-
sen hätte wie unsere natürlichen Knochen und
Gelenke!

63

Knorpeltransplantation

Die Züchtung von Knorpelgewebe im Labor ist schon lange keine Zukunftsvision mehr. Im ersten Schritt werden Knorpelzellen aus dem Gelenk entnommen, die sich in speziellen Zellkulturen vermehren. Im zweiten Schritt setzt der Operateur diese Zellen wieder in das Knorpelgewebe im Gelenk ein und überzieht es mit Knochenhaut.

Eine Knorpeltransplantation ist allerdings nur sinnvoll, wenn die Arthrose lokal begrenzt ist und sich noch in einem relativ frühen Stadium befindet. Ist der Knorpel bereits abgerieben oder großflächig beschädigt, nützt das Verfahren wenig. Das Verfahren kommt vor allem bei jungen Patienten zum Einsatz, die abgesehen von dem Knorpelschaden ein gesundes Gelenk besitzen. Nicht in allen Fällen verläuft die Knorpeltransplantation erfolgreich. Bei einer bereits bestehenden Arthrose wird das Verfahren nicht angewendet.

SPEZIAL Blutegel: Tierische Therapie gegen Schmerzen und Entzündungen

Die Blutegel-Therapie erlebt eine wahre Renaissance bei Gelenkerkrankungen und Gelenkstauungen. Sie zählt zu den sogenannten Ausleitungsverfahren. Erste Aufzeichnungen finden sich dazu schon 500 v. Chr. Mittlerweile haben die Blutegel nicht nur in der Naturheilkunde, sondern auch in der Orthopädie und Chirurgie große Bedeutung erlangt. Ihre Wirksamkeit ist in Studien und jahrzehntelangen Erfahrungen gut belegt. Die kleinen Tierchen haben scharfe Zähnchen, deren Bisswunde an einen dreistrahligen Stern erinnert. Während der Behandlung saugen Blutegel nicht nur Blut ab, sondern geben ihr Sekret in die Wunde in der Nähe des Gelenks ab, das bis zu 100 entzündungshemmende und schmerzstillende Substanzen enthält. Ein Hauptwirkstoff ist Hirudin. Er wirkt lymphstrombeschleunigend, antithrombotisch, immunisierend und durch lokale Gefäßerweiterung gefäßkrampflösend. Andere Blutegelwirkstoffe besitzen durchblutungsfördernde Eigenschaften. Gleichzeitig wirkt die Blutegeltherapie stark entstauend und entzündungshemmend, leitet Toxine und belastende Stoffe aus. Medizinische Blutegel werden in speziellen Farmen gezüchtet, sodass für den Patienten keine Gefahr einer Infektionsübertragung besteht.

Erfolgreiche Haupteinsatzgebiete sind Gelenkschmerzen, rheumatische Erkrankungen und der akute Gichtanfall.

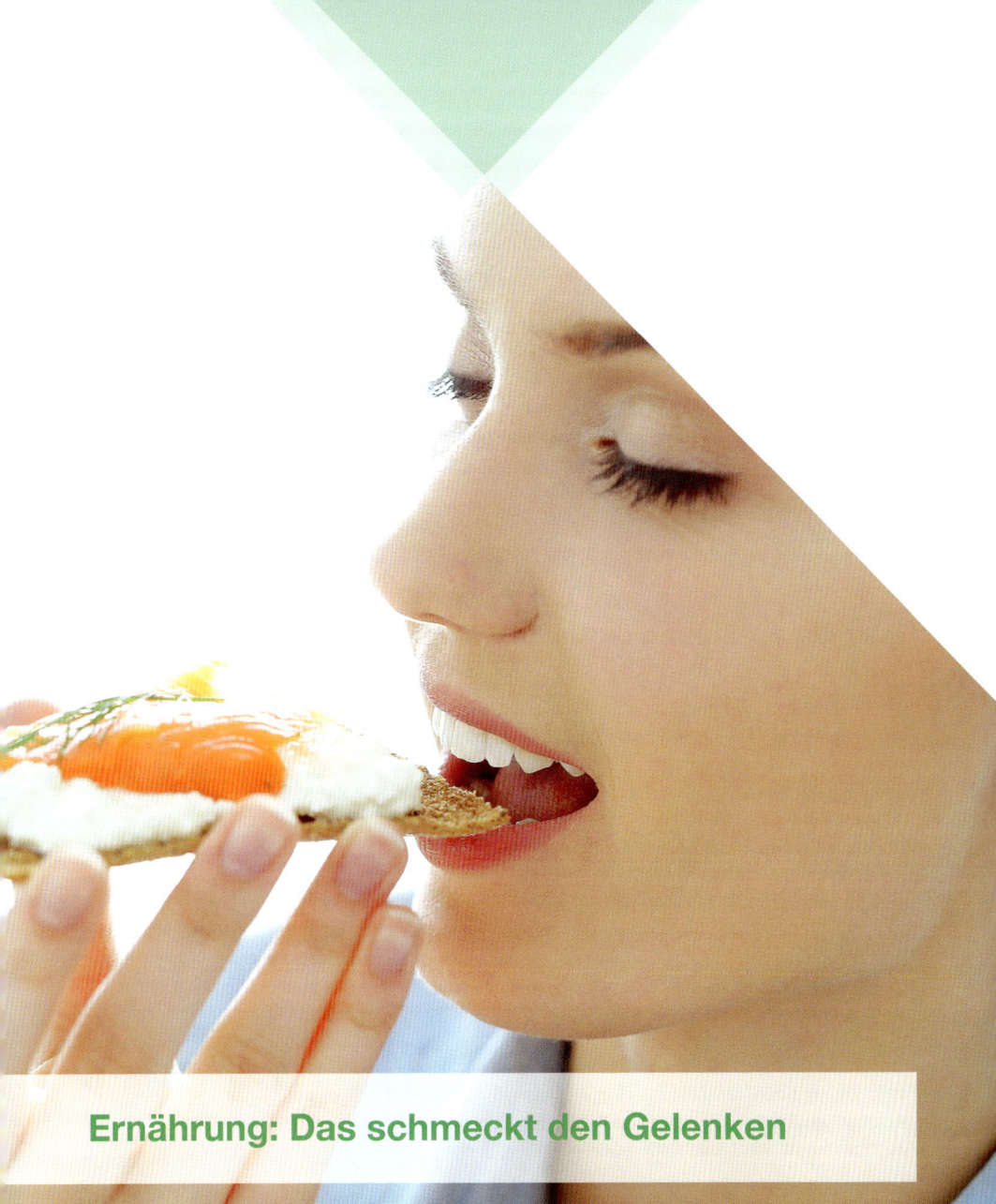

Ernährung: Das schmeckt den Gelenken

In der Behandlung von Gelenkbeschwerden steht die richtige Ernährung ganz oben auf dem Therapietreppchen. Wie und was wir essen, hat nicht nur Auswirkungen auf unseren Stoffwechsel, sondern auf den Zustand von Knochen, Gelenken und Muskulatur. Man kann viel tun, um durch richtiges Essen seine Gelenke zu stärken oder eine Arthrose positiv zu beeinflussen. Denn unsere Gelenke essen mit, brauchen für ihre Knorpelbausteine ständig Nachschub. Lesen Sie hier, welche Nährstoffe speziell die Gelenke stärken, und wie man sie mit der richtigen Ernährung fit hält.

Gut zu wissen: Der Knorpel besitzt keine direkte Anbindung an den Blutkreislauf. Er muss alle lebenswichtigen Nährstoffe aus der Gelenkflüssigkeit („Gelenkschmiere") aufnehmen. Über Diffusion gelangen frische Nährstoffe zum Knorpel, Abfallstoffe werden weggeschafft. Der stete Wechsel von Druckbelastung und Entlastung des Knorpels, wie etwa beim Gehen, beschleunigt gleichsam wie eine Pumpe diesen Transport.

Gesunde Ernährung ist Gelenk-Medizin

Bei der Ernährung kommt es darauf an, dass man ausgewogen und möglichst naturbelassen isst, mit einer Extraportion an Vitaminen und Mineralstoffen.

Zu einer gelenkfreundlichen Ernährung gehören Lebensmittel, die die Nährstoffversorgung des Knorpels verbessern. Basis dieser Ernährung ist ein hoher Anteil an frischem Gemüse, Salat, Kräutern und Gemüse, sowie kaltgepresste Pflanzenöle, Nüsse und Samen, um den besonderen Bedarf an Mikronährstoffen zu erreichen. Damit essen Sie anti-entzündungshemmend und stärken die Gelenke mit frisch zubereiteten Mahlzeiten. Gegenspieler der oben erwähnten entzündungsfördernden Arachidonsäure sind die Omega-3-Fettsäuren. Sie mindern Entzündungsreaktionen und reduzieren Schmerzen und Gelenkbeschwerden. Was viele nicht wissen: Omega-3-Fettsäuren sind nicht nur in Tiefseefisch enthalten, sondern es gibt auch wertvolle pflanzliche Quellen, die entzündungshemmende und stoffwechselregulierende Eigenschaften besitzen. Dazu gehören kaltgepresste Pflanzenöle wie Leinöl, Raps- und Walnussöl, die sehr viel Alpha-Linolensäure enthalten, aus der der Körper die wertvollen Omega-3-Fettsäuren aufbauen kann. Von Olivenöl kennt man die gesundheitsfördernde, antientzündliche Wirkung schon lange aus der Mittelmeerküche. Samen wie Leinsamen, Chia und Nüsse (kalorienreich) sind weitere wertvolle Quellen, um ungesättigte Fettsäuren aufzunehmen.

Achten Sie außerdem auf versteckte Fette und bevorzugen Sie fettarme Milchprodukte, da diese weniger Arachidonsäure und weniger Fett enthalten. Wer akute Gelenkbeschwerden hat, der sollte einige Tage komplett auf Wurst, Fleisch und Eier zu verzichten.

Reichlich Flüssigkeit (Wasser, Kräutertee, stark verdünnte Saftschorlen) hilft, den Kör-per durchzuspülen und Stoffwechselprodukte auszuleiten, die auch die Gelenke belasten können. Wichtige Mineralien wie Calcium, Magnesium und Kalium lassen sich gut über entsprechende Mineralwässer zuführen. Um die Kalium- und Magnesiumspeicher aufzufüllen, sind Bananen und getrocknete Aprikosen geeignet, die auch Sportler vor ihren Aktivitäten gerne essen.

Gelenkfreunde: Hier essen Gelenke gerne mit

- Gemüse, frische Kräuter und Gewürze und Obst (u. a. Vitamin C, Vitamin B, Magnesium)
- Pflanzliche Öle und Fette: Leinöl, Olivenöl, Rapsöl, Avocadoöl (Vitamin E, Omega-3-Fettsäuren)
- Seefisch (Omega-3-Fettsäuren, Eiweiß, Vitamin D)
- Mineralwasser, Kräutertee, stark verdünnte Säfte (u. a. Calcium, Magnesium)
- Vollkornprodukte, Samen und Nüsse (Mineralien, Zink, Spurenelemente, Ballaststoffe, Omega-3-Fettsäuren)
- Fettarme Milch, Milchprodukte, Buttermilch, Kefir, Käse unter 45 % Fett i. Tr. (Zink, Selen, Eiweiß)
- Kieselsäure enthält das knorpelstabilisierende Silizium: Es findet sich in Hafer, Gerste, Hirse und Topinambur, zudem in Kräutertees mit Ackerschachtelhalm, grünem Hafertee (s. Seite 28) und in dem biochemischen Salz Silicea (s. Seite 100).

Tipp

Avocados enthalten wertvolle pflanzliche Fettsäuren, die Gelenke gerne mögen. Die grüne Frucht ist außerdem reich an Calcium, Kalium und Eisen.

Die Qualität der Nahrung

Essen Sie bevorzugt saisonale und frische Produkte (am besten aus der Region). Immer mehr Obst und Gemüse stammt aus fernen Ländern, wird unreif geerntet und dann unter unnatürlichen Bedingungen zur Reifung gebracht. Wertvolle Mikronährstoffe bleiben da auf der Strecke. Auch auf Fertiggerichte und Konserven sollten Sie verzichten. Je naturbelassener die Nahrung, umso besser. Fünfmal am Tag eine Hand voll Obst und Gemüse (3 Portionen Gemüse, 2 Portionen Obst) sind die ideale Basis einer gesunden Ernährung mit wichtigen Vitaminen und Mineralstoffen, empfohlen von der Deutschen Gesellschaft für Ernährung (DGE). Eine Portion kann durch ein Glas Obst- oder Gemüsesaft ersetzt werden.

Flüssigkeit

Die ausreichende Aufnahme von Flüssigkeit ist Voraussetzung, damit alle Stoffwechselprozesse reibungslos funktionieren und Abfallstoffe weggeschafft werden können. Zu wenig Flüssigkeit hat auch Auswirkungen auf den Gelenkknorpel, weil sich die Versorgung mit Nährstoffen verschlechtert und Schadstoffe länger im Gelenk liegen bleiben. Der tägliche Bedarf liegt bei etwa zwei Litern Flüssigkeit. Gesunde Durstlöscher sind stille Wasser, Kräutertees sowie vitamin-C-reiche Fruchtschorlen.

Säure-Basen-Haushalt

Eine Übersäuerung des Körpers bringt man in Verbindung mit zahlreichen Erkrankungen wie Arteriosklerose, Störungen des Bindegewebes und eben auch Gelenkproblemen wie Arthrose und Arthritis. Um den Säure-Basen-Haushalt wieder ins Gleichgewicht zu bringen, sind einige Tage Heilfasten sowie eine basenreiche Ernährung sehr hilfreich. Basenbildende Nahrungsmittel sind Kartoffeln, Gemüse, Obst und Vollkorngetreide; während Fleisch, Wurst, Weißmehlprodukte und Zucker säurebildend sind.

Mit einer basenreichen, überwiegend vegetarischen Ernährung lassen sich entzündliche Vorgänge in den Gelenken mildern. Ursache dieser positiven Wirkung ist die fehlende bzw. reduzierte Zufuhr von Arachidonsäure mit der Nahrung. In pflanzlichen Produkten ist diese ungesättigte Fettsäure nicht enthalten. Sie wird ausschließlich über tierische Nahrungsmittel (vor allem Fleisch, Wurstwaren und Eier) aufgenommen und führt im Organismus zur Entstehung von Entzündungsstoffen.

Mit gezielter Ernährung die Gelenke stärken

Wissenschaftliche Untersuchungen und jahrzehntelange Erfahrung zeigen, dass Patienten mit einer entzündlich rheumatischen Erkrankung ihre Therapie mit einer überwiegend laktovegetabilen Ernährung aktiv unterstützen können. In einer norwegischen Studie bei Patienten mit rheumatoider Arthritis wurde gezeigt, das durch eine Kombination von sieben bis zehn Fastentagen mit einer anschließenden

Umstellung auf eine laktovegetabile Ernährung eine deutliche Verbesserung hinsichtlich Morgensteifigkeit, Schmerzen und Beweglichkeit erreicht werden konnte. Auch die Laborwerte (C-reaktives Protein und Leukozyten) veränderten sich positiv. Die Teilnehmer profitierten auch noch zwei Jahre nach Einführung der vegetarischen Diät von diesen Verbesserungen, so die Ergebnisse einer Nachuntersuchung. Kehrten die Patienten allerdings zu ihren alten Ernährungsgewohnheiten zurück, kehrten auch die Beschwerden zurück.

Ein direkter Zusammenhang zwischen Ernährung und Gelenkbeschwerden lässt sich auch bei der Gicht (s. a. Seite 27) nachweisen.

Ernährungsfallen für die Gelenke

Ungesunde und einseitige Ernährung hingegen belastet den Stoffwechsel oder bringt ihn aus dem Gleichgewicht. Das beeinflusst zwangsläufig auch die Gelenke.
Tierische Fette sind mit Vorsicht zu genießen. Fakt ist, dass ein Übermaß an tierischen Produkten wie Fleisch und Wurst nicht nur für den Körper insgesamt, sondern auch für die Gelenke ungünstig ist. Denn Lebensmittel tierischer Herkunft enthalten Arachidonsäure, eine Omega-6-Fettsäure, die Entzündungsvorgänge im Gelenk- und Knorpelbereich fördert. Speziell Menschen mit entzündlich rheumatischen Erkrankungen wird zu einer vegetarischen bzw. überwiegend vegetarischen Ernährung geraten. Einen besonders hohen Gehalt an der Omega-6-Fettsäure Arachidonsäure haben Innereien wie z. B. Leber und Schweineschmalz, Leberwurst, Eier sowie Meeresfrüchte.

Mit einer basenreichen, überwiegend vegetarischen Kost lässt sich die Zufuhr der entzündungsfördernden Arachidonsäure reduzieren: So enthalten Gemüse, Obst, Kartoffeln oder Sojaprodukte kein einziges Milligramm der schädlichen Arachidonsäure.

Meiden Sie außerdem phosphatreiche Lebensmittel wie Schmelzkäse, Brühwürste, Fleisch und Wurst sowie Cola und Fertiggerichte, da sie die Knochenmineralisation hemmen. Der schnelle Griff zu ungesundem Essen wie Fast Food oder Fertiggerichten – das bleibt auf die Dauer nicht ohne Folgen, denn es handelt sich um leere Kalorien quasi ohne Nährstoffe wie Vitamine, Mineralstoffe, Spurenelemente und sekundäre Pflanzenstoffe, die die Gelenke brauchen. Wer bereits eine Arthrose hat oder unter Gelenkverschleiß leidet, hat nachweislich einen erhöhten Bedarf an bestimmten Mikronährstoffen.

69

Gelenkfeinde: Entzündungsstoffe aus der Nahrung

Für die Auslösung chronischer Gelenkentzündungen wird die mehrfach ungesättigte Fettsäure Arachidonsäure mitverantwortlich gemacht. Sie wird ausschließlich über tierische Nahrungsmittel (siehe unten) aufgenommen, nicht aber über pflanzliche Lebensmittel. Die Arachidonsäure führt im Organismus zur Entstehung von Entzündungsstoffen wie Prostaglandine und Leukotriene. Diese sogenannten Eicosanoide werden während des Entzündungsgeschehens im Gelenk freigesetzt und schädigen dort das Gewebe.

Patienten mit rheumatoider Arthritis sollten daher den Anteil tierischer Fette in Ihrer Ernährung reduzieren, d. h. maximal eine Fleischmahlzeit pro Woche, dabei am besten mageres Fleisch.

Soforthilfe-Tipp: Säurezufuhr stoppen

Schon nach zweitägigem Fasten sinkt der Arachidonsäure-Spiegel auf die Hälfte; die Entzündung ist eingedämmt und die Gelenke können aufatmen.

Nahrungsmittel und ihr Gehalt an Arachidonsäure (AA)

Nahrungsmittel (in mg pro 100 g Lebensmitteln)	AA in mg pro 100 g Lebensmitteln
Schweineschmalz	1700 mg
Schweineleber	870 mg
Eigelb	300 mg
Hühnerei	70 mg
Leberwurst	230 mg
Schweinefleisch	120 mg
Rindfleisch	70 mg
Kalbfleisch	50 mg
Camembert	35 m
Kuhmilch 3,5 % Fett	4 mg
Obst, Gemüse, Kartoffeln, Soja	0 mg
Pflanzliche Öle und Fette	0 mg

Gegenspieler zu entzündungsfördernden Säuren

Forscher haben herausgefunden, dass bei Inuits (Eskimos) entzündliche Gelenkerkrankungen, ebenso wie Herzinfarkt, nahezu unbekannt sind. Der Grund dafür liegt in ihrer fischreichen Ernährung. Fetter Seefisch – eines ihrer Hauptnahrungsmittel – enthält mehrfach ungesättigte Fettsäuren. Diese sogenannten Omega-3-Fettsäuren besitzen einen positiven Effekt auf entzündete Gelenke. Wirkungsmechanismus: Sie hemmen die Umwandlung von Arachidonsäure in gelenkschädigende Entzündungsstoffe. Mehrfach ungesättigte Omega-3-Fettsäuren kommen auch in Pflanzen wie Borretsch und Nachtkerze vor. Ihre Öle enthalten einen hohen Anteil an Gamma-Linolensäure. Ihre Einnahme reduziert akute und chronische Entzündungsprozesse. Vielfach kann mit ihnen die Dosis von chemischen Schmerzmitteln reduziert werden. In der Regel werden Borretschöl und Nachtkerzenöl in Kapselform angeboten. Weitere Quellen für mehrfach ungesättigte Fettsäuren mit einem hohen Anteil an Omega-3-Fettsäuren sind pflanzliche Öle wie Leinöl und Rapsöl.

Beschwerden durch Nahrungsmittelunverträglichkeiten?

Viele Patienten mit rheumatoider Arthritis kennen das: Nach dem Genuss bestimmter Lebensmittel nehmen ihre Beschwerden zu. Dazu zählen insbesondere Fisch, Rotwein, Schokolade, Erdbeeren und Zitrusfrüchte. Tatsächlich haben diese Lebensmittel einen hohen Histamingehalt bzw. fördern die Histaminfreisetzung. Das macht den Einfluss auf die Entzündungsreaktion im Körper erkennbar. Nahrungsmittel, die einen Reifeprozess durchmachen, bei dem Bakterien mitwirken, haben einen hohen Histamingehalt. Dies gilt insbesondere für proteinreiche Lebensmittel (Fleisch, Fisch) und fermentierte Lebensmittel (Käse, Wein, Sojasauce). Als allgemeine Ernährungsregel bei Histaminintoleranz gilt: Je frischer, desto besser.

Als überwiegend gut verträglich gelten zum Beispiel: frisches Gemüse wie Kohl (Rotkohl, Weißkohl, Blumenkohl), Brokkoli, Chicorée, Blattsalate, Fenchel, Karotten, Gurken.

Frisches Obst: Äpfel, Johannisbeeren, Heidelbeeren, Melonen, Aprikosen.

Reis, Mais, Hafer, Hirse.

Milch, Quark, Joghurt.

Heilfasten und Intervallfasten

Als Übergang in eine gesündere Ernährungsweise und zur allgemeinen Umstimmung des Körpers sind sehr gute Ergebnisse mit Heilfasten zu erzielen, begleitet von einer Entsäuerung des Organismus. Durch das Heilfasten kommt es zu einer radikalen Stoffwechselumstellung, zu schmerzlindernden und antientzündlichen Effekten in den betroffenen Gelenken. Viele Patienten berichten über eine zeitweise deutliche Besserung ihrer Beschwerden durch den Wegfall entzündungsfördernder Stoffe über das Essen. Nach Wiederaufnahme der gewohnten Ernährung lässt dieser positive Effekt allerdings bald wieder nach. Diese Verschlechterung ist möglicherweise auf eine Überforderung des Immunsystems durch körperfremdes Eiweiß zurückzuführen.

Von langem Heilfasten über viele Wochen wird heute eher abgeraten. Keinesfalls soll das Fasten eine Gewaltkur sein. Empfohlen wird stattdessen eher Kurzzeitfasten in verschiedenen Formen, Fasten ohne Zwang:

Etwa über 16 bis 18 Stunden oder alle drei Tage einen Tag komplett oder mit maximal 500 Kalorien täglich zu fasten oder vier bis fünf Tage am Stück, wie es individuell am besten vertragen wird. Zudem gibt es gemäßigte Variationen wie Saftfasten, Eiweißfasten oder Kartoffeltage. In dieser Zeit ist es besonders wichtig, viel zu trinken, etwa drei Liter kohlensäurefreies Wasser und Kräutertees.

Die einfachste Art des Fastens ist das sogenannte Intervallfasten mit der 16:8-Methode. Dabei beträgt die nächtliche Essenpause 16 Stunden am Stück, die übrigen acht Stunden isst man normal.

Ernährungsempfehlungen bei entzündlich rheumatischen Erkrankungen

- Gewichtsreduktion bei Übergewicht. Jedes Gramm Übergewicht fördert den Entzündungsprozess.
- Intervallfasten oder Heilfasten. Bei rheumatischer Arthritis erfolgt Heilfasten am besten unter therapeutischer Aufsicht, vor allem wenn Medikamente eingenommen werden. Heilfasten für Gelenkpatienten bieten zum Beispiel naturheilkundliche Kliniken oder regionale Gruppen an.
- Aufnahme der entzündungsfördernden Arachidonsäure, d. h. tierische Fette, reduzieren, kein Schweinefleisch und rotes Fleisch.
- Mehr hochwertige Pflanzenöle (kalt gepresst) zu sich nehmen, z. B. Rapsöl, Leinöl.
- Einfach und naturbelassen essen. Möglichst alle Mahlzeiten frisch zubereiten, um künstliche Zusätze wie Konservierungs- und Farbstoffe zu vermeiden.
- Ausreichende Aufnahme calciumreicher Lebensmittel, um einer Osteoporose vorzubeugen.
- Verzicht auf Alkohol und Nikotin.

Aminosäuren – Bausteine des Lebens

Aminosäuren sind die Grundbausteine des menschlichen Körpers. Sie sind die entscheidenden Nährstoffe für unser Wachstum in Kindheit und Pubertät. Aber auch sonst ist der Körper auf die unentwegte Zufuhr von Eiweißen angewiesen, um körpereigenes Eiweiß aufzubauen. Für die Zellen sind Aminosäuren wie eine Art Treibstoff, der alle ihre Funktionen unterstützt und anregt. Fehlt es an diesem Treibstoff, kommt es zur Verlangsamung wichtiger Vorgänge; die Zellen können schneller altern, Reparaturvorgänge laufen verzögert ab. Fast alle Prozesse, die in den Körperzellen ablaufen, werden von Proteinen gesteuert.

Die entscheidenden Bausteine für Wachstum

Im menschlichen Organismus gibt es 20 verschiedene Aminosäuren, aus denen alle Eiweiße (Proteine) aufgebaut werden. Neun dieser 20 Aminosäuren kann unser Körper nicht selbst herstellen. Man bezeichnet sie daher auch als sogenannte essenzielle Aminosäuren. Sie müssen mit der täglichen Nahrung oder unter Umständen mit einer Nahrungsergänzung aufgenommen werden. Die restlichen Aminosäuren kann der Körper selbst herstellen oder ebenfalls mit der Nahrung aufnehmen. Man bezeichnet sie daher auch als sogenannte nichtessenzielle Aminosäuren.

Die Aminosäuren des Körpers

Essenzielle Aminosäuren	Nichtessenzielle Aminosäuren
Leucin	Alanin
Isoleucin	Asparagin
Lysin	Asparaginsäure
Methionin	Cystein
Phenylalanin	Glutamin
Threonin	Glutaminsäure
Tryptophan	Glycin
Valin	Prolin
Histidin	Serin
Arginin (nur im Säuglingsalter essenziell)	Tyrosin

Aminosäuren – universelle Bausteine des Lebens

Ob Mensch, Pflanze oder Tier – alle haben die gleichen 20 Aminosäuren in ihren Proteinen mit den Elementen Kohlenstoff (C), Wasserstoff (H), Sauerstoff (O) und Stickstoff (N). Einige Aminosäuren (Methionin und Cystein) sind auch schwefelhaltig. Von Proteinen spricht man, wenn mehr als 100 Aminosäuren verknüpft sind. Sie falten und drehen sich zu dreidimensionalen Strukturen in Form von Wendeltreppen oder kugelartigen Gebilden.

Aminosäuren im Stoffwechsel

Welch vielfältige Aufgaben die Aminosäuren in unserem Körper haben, zeigt nachfolgende Auflistung: Sie sind die Grundsubstanz für Kollagen, Bindegewebe, Muskeln, Haut, Enzyme und Hormone. Darüber hinaus gibt es kaum einen Stoffwechselprozess, in den die winzigen Urbausteine nicht eingreifen. Sie sind unentbehrlich für

- Bau- und Gerüststoff (z. B. Kollagen, Elastin)
- Hormone (z. B. Insulin, Wachstumshormone)
- Transporteiweiß (z. B. Hämoglobin, Albumin)
- Abwehrproteine (z. B. Antikörper im Blut)
- Protein des Muskelgewebes (z. B. Myofibrillen)
- Blutgerinnungsfaktoren
- Botenstoffe im Gehirn (z. B. Serotonin)
- Bausteine der DNA
- Enzyme (beschleunigen Stoffwechselvorgänge)

Gut zu wissen: Enzyme sind winzige Eiweißmoleküle. Sie werden auch als Bio-Katalysatoren bezeichnet, da sie für das reibungslose Funktionieren von Stoffwechselprozessen sorgen. Für die Gelenke ist speziell Bromelain, das Enzym der Ananas, von Bedeutung. Bromelain wirkt entzündungshemmend bei Gelenkproblemen, abschwellend und beseitigt Entzündungsstoffe. Das Enzym wird auch zur Abschwellung nach stumpfen Verletzungen wie Prellungen, Verstauchungen oder Zerrungen eingesetzt.

Schwefeltherapie für die Gelenke?

Als Bestandteil des Knorpelbausteins Chondroitinsulfat spielt Schwefel im Gelenk eine Rolle. Auch die beiden Aminosäuren Methionin und Cystein sind schwefelhaltig. Für den Aufbau von Bindegewebe wird ebenfalls Schwefel gebraucht. MSM (Methylsulfonylmethan) ist eine organische Schwefelverbindung, die in Form von höher dosierten Fertigpräparaten einen Mangel bei Arthrose ausgleichen soll. Vielfach wird MSM mit Knorpelbausteinen wie Glucosamin und Chondroitin (s. Seite 78) kombiniert. Die Studienlage ist unzureichend. Einfacher ist es, Schwefel ganz natürlich über die Nahrung aufzunehmen. Er ist enthalten in Kohl, Milch, Kresse, Zwiebeln, Knoblauch, Samen und Hülsenfrüchten.

Verwertung der Proteine aus der Nahrung

Die mit der Nahrung aufgenommenen Proteine werden im Magen-Darm-Trakt in ihre kleinsten Bestandteile, die Aminosäuren, aufgespalten. Vom Darm gelangen die Aminosäuren über das

Blut in den Körper. In den Zellen werden sie wieder zu neuen Eiweißen zusammengesetzt.

Biologische Wertigkeit

Typische Eiweißlieferanten unserer Nahrung sind Fleisch, Fisch, Eier, Milchprodukte sowie Getreide und Hülsenfrüchte. Aber nicht allein die Menge an zugeführtem Eiweiß ist entscheidend für die körpereigene Proteinherstellung, sondern die biologische Wertigkeit (BW). Diese ergibt sich aus dem Aminosäuremuster und ist ein Maß dafür, wie viel Körperprotein aus einer bestimmten Menge an Protein aus der Nahrung hergestellt werden kann. Je höher der Gehalt an essenziellen Aminosäuren ist, umso höherwertiger ist das Eiweiß.

Fehlt dem Körper auch nur eine essenzielle Aminosäure, beeinträchtigt das den gesamten Eiweißaufbau. Selbst wenn alle anderen Aminosäuren in großer Zahl vorhanden sind, ist der weitere Aufbau durch den Mangel dieses einen Bausteins limitiert.

Tierisches und pflanzliches Eiweiß geschickt kombinieren

Tierisches Protein hat in der Regel eine höhere biologische Wertigkeit als pflanzliches. Pflanzliche Eiweiße besitzen oft zu geringe Konzentrationen bestimmter essenzieller Aminosäuren, doch die beiden können sich mit ihren verschiedenen Bausteinen gegenseitig gut ergänzen. Durch die geschickte Kombination von tierischen und pflanzlichen Proteinen (z. B. Kartoffeln mit Eiern bzw. Quark oder Milch mit Müsli) lässt sich die biologische Wertigkeit erheblich steigern.

Tierisches Eiweiß	Pflanzliches Eiweiß
Fleisch	Hülsenfrüchte (z. B. Linsen, Bohnen)
Fisch	Sojabohnen
Eier	Kartoffeln
Milchprodukte und Käse	Getreide
Quark	

Weitere wichtige Mikronährstoffe für die Gelenke

Vitamin E

Das fettlösliche Vitamin E schützt das Gelenk vor Zellschädigungen und den aggressi-ven Angriffen freier Radikale. Zudem besitzt das Vitamin entzündungshemmende und schmerzlindernde Eigenschaften. Gerade bei Gelenkentzündungen werden neben Entzündungsstoffen auch in großen Mengen Sauerstoffradikale freigesetzt. Dies führt zu einem stark erhöhten Verbrauch an den Antioxidanzien Vitamin E und Vitamin C.

Da Vitamin E bei diesen Prozessen selbst unwiderruflich verbraucht wird, muss es ständig durch neues ersetzt werden.

Vitamin E-Quellen: Pflanzliche Öle, Nüsse

Vitamin C

Vitamin C stärkt das Immunsystem und schützt vor freien Radikalen. Das ist hinlänglich bekannt. Weniger bekannt ist hingegen, dass das Vitamin auch für Kollagen und Knorpel außerordentlich wichtig ist: Es ist an der Bildung von Kollagen beteiligt, der Grundsubstanz des Knorpels. Außerdem besitzt Vitamin C die Fähigkeit, verbrauchtes Vitamin E wieder aufzubereiten. Aus diesen Gründen ist eine gute Vitamin-C-Versorgung für die Gelenke enorm wichtig. Vitamin-C-Quellen: Frisches Gemüse und Obst

Magnesium

Magnesium ist ein Mineralstoff, der zu einem hohen Prozentsatz in Knochen, Bindegewebe und Muskulatur vorkommt. Er ist am Aufbau von Eiweiß beteiligt, wirkt knochenstabilisierend (fördert den Einbau von Calcium) und beeinflusst die Knochenfestigkeit – eine Voraussetzung für stabile Gelenke. Insgesamt ist Magnesium an mehr als 300 Stoffwechselvorgängen beteiligt. Es dämpft die Erregbarkeit von Nerven und Muskeln, wirkt krampflösend und entspannend.

Magnesium-Quellen: grünes Blattgemüse, Haferflocken, Vollkornbrot, Weizenkeime, Sonnenblumenkerne, Kakao

Kalzium

Mengenmäßig ist Kalzium der wichtigste Mineralstoff für den Körper. Von den etwa 1,5 kg Kalzium im Organismus sind 99 % in den Knochen gespeichert, der Rest zirkuliert im Blut. Das Mineral spielt zudem eine wichtige Rolle bei der Reizübertragung von Nerven auf Muskeln.

Kalzium-Quellen: Käse, Milchprodukte, Nüsse, Sesamsamen, Brokkoli, Mineralwässer

Kupfer und Zink:

Die beiden Spurenelemente Kupfer und Zink erfüllen im Knochenstoffwechsel wichtige Funktionen. Sie besitzen beide antioxidative und entzündungshemmende Eigenschaften.

Im Körper ist Kupfer zum größten Teil an Eiweiß gebunden. Als Bestandteil von Enzymen des Eiweißstoffwechsels sorgt es für die Verflechtung von Kollagen und Elastin. Diese Verknüpfung erst macht Knorpel, Bänder und Knochen belastbar und widerstandsfähig.

Als Folge eines Kupfermangels kann sich eine Osteoporose entwickeln.

Zink ist Bestandteil von mehr als 200 Enzymen im Körper. Es unterstützt den Aufbau von körpereigenem Eiweiß. Bei Gelenkentzündungen (rheumatoide Arthritis) verbessern sich

Schwellungen und Beweglichkeit durch die Gabe von Zink.

Kupfer-Quellen: Vollkornprodukte, Haselnüsse, Pinienkerne, Kakao, Gemüse

Zink-Quellen: Rindfleisch, Ei, Milch, Käse

Selen

Selen spielt eine maßgebliche Rolle bei der Inaktivierung von Sauerstoffradikalen, die vermehrt bei akuten oder chronischen Gelenkentzündungen gebildet werden. Bei Patienten mit rheumatoider Arthritis finden sich häufig erniedrigte Selen-Spiegel.

Nährstoffe & Co: Nahrung für die Gelenke

Nährstoff	Wirkung	Vorkommen
Lysin	Unterstützt Neubildung von Kollagen, sorgt für Vernetzung der Kollagenfasern, fördert die Einlagerung von Calcium in den Knochen	Milch, Eier, Fisch Sojabohnen, Linsen, Erdnüsse, Weizenkeime
Prolin	Aufbau und Regeneration von Kollagen, Knorpel und Knochen, positive Wirkung auf Entzündungsprozesse	Wird vom Körper selbst gebildet; Vorkommen auch in Weizenkeim- und Milchprotein
Vitamin C	Kollagenbildung verknüpft Prolin und Lysin zu stabilen Kollagenfasern antioxidative Wirkung stimuliert das Abwehrsystem bei Entzündungen	Acerola-Kirsche, Zitrusfrüchte, Johannisbeeren, Kiwi, Paprika, Petersilie
Vitamin E	Schützt vor freien Radikalen, bremst Alterungsprozesse der Zellen Hemmt Entzündungen und Schmerzen	Pflanzliche Öle wie Sonnenblumen- und Weizenkeimöl, Nüsse
Magnesium	Aufbau von Eiweiß Stabilität der Knochen	Vollkorngetreide, Nüsse, grüne Gemüsesorten, magnesiumreiche Mineralwässer
Kupfer	Stabilität und Belastbarkeit von Knorpeln, Bändern und Knochen Osteoporosevorbeugung	Nüsse, Kakao, Gemüse, Hülsenfrüchte, Käse

Zink	Aufbau von Eiweiß Lindert Gelenkbeschwerden	Seefisch, Fleisch, Hafer, Milch, Käse, Hülsenfrüchte
Selen	Schutz vor freien Sauerstoffradikalen im Gelenk, Entgiftungsfunktion	Fisch, Ei, Fleisch, Nüsse, Getreide
Vitamin D	Wichtig für die Knochengesundheit, knochenstärkend	Fettreiche Fische; Eigensynthese unter Sonneneinstrahlung

Knorpelbausteine

Darüber hinaus gibt es spezielle Gelenkbausteine, die der Knorpel zur Regeneration und Stärkung benötigt. Hier spielen Glucosamin, Chondroitin und Kollagen eine wesentliche Rolle. Glucosamin ist eine körpereigene Substanz. Es handelt sich um einen Aminozucker, ein Geflecht von Eiweiß und Eiweiß-Zucker-Verbindungen (Proteoglykane). Diese Eiweiß-Zucker-Verbindungen verleihen Spannkraft und Elastizität. Glucosamin wirkt wie ein Stoßdämpfer im Gelenk und verbessert die Gleitfähigkeit, kann auch beim Wiederaufbau von geschädigtem Gelenkknorpel helfen. Chondroitin ist ebenfalls ein wichtiger Baustein für die Struktur des Gelenkknorpels. Kollagen bildet die Gerüstsubstanz im Knorpel.

Gut zu wissen: Werden Glucosaminsulfat oder Chrondroitin in Nahrungsergänzungsmitteln verwendet, stammen diese häufig aus Krebstieren bzw. Schalentieren. Wer allergisch auf Fischeiweiß oder Schalentiere reagiert, sollte die Inhaltsstoffe genau unter die Lupe nehmen.

Dasselbe gilt für Präparate aus Grünlippmuscheln. Wer unter Allergie gegen Fisch- oder Muscheleiweiß leidet, sollte diese nicht einnehmen.

Hyaluronsäure

Hyaluronsäure, eine von Natur aus im Gelenk vorkommende Substanz, wirkt ähnlich wie ein Schmiermittel. Biochemiker kennen diese Substanz etwa seit 100 Jahren. In der Tiermedizin wird die Substanz bereits viel länger eingesetzt als bei Menschen. Die Hyaluronsäure, ob als Injektion in das Gelenk (s. a. Seite 61) oder oral aufgenommen, kann, wie alle anderen Mittel, nicht heilen, sondern nur Beschwerden lindern. Heute kann Hyaluronsäure synthetisch hergestellt werden. Doch noch immer sind Präparate auf dem Markt, gewonnen aus tierischen Fremdeiweiß wie Hahnenkämmen. Bei der Gewinnung aus Hahnenkämmen besteht ein Allergiepotenzial.

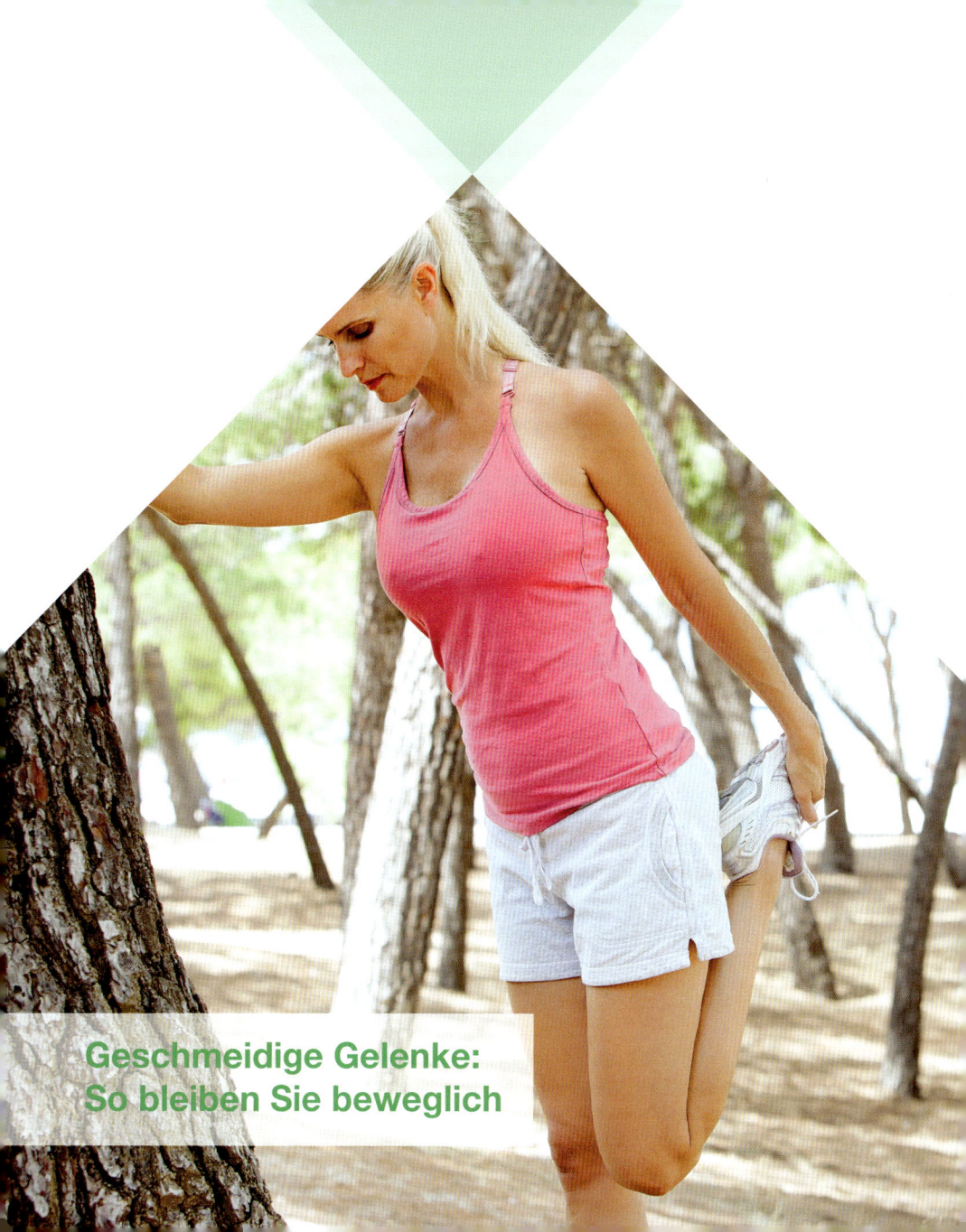

Geschmeidige Gelenke:
So bleiben Sie beweglich

Mehr Beweglichkeit durch Physiotherapie

Bei der Vorbeugung und Behandlung von Gelenkbeschwerden nehmen physikalische Maßnahmen eine zentrale Rolle ein. Aktive Maßnahmen wie die Bewegungstherapie sind das A und O bei Gelenkbeschwerden, denn nur durch sie kann die Muskulatur gekräftigt und die Gelenkfunktion verbessert werden. Passive Maßnahmen, wie etwa Massagen, Fango oder Wärmetherapie, haben eine unterstützende Funktion. Sie verbessern die Durchblutung, lösen Muskelverspannungen, verringern Entzündungen und Schmerzen.

Zu der Physiotherapie gehören folgende Bereiche:
- Bewegungstherapie, Krankengymnastik
- Massagen
- Elektro- und Lichttherapie (z. B. Rotlicht)
- Wasser-, Kälte- und Wärmetherapie, Wickel und Auflagen

Bewegungstherapie

Für einen wirkungsvollen Gelenkschutz sind nicht nur Entzündungsfreiheit im Gelenk, eine optimal zusammengesetzte Gelenkflüssigkeit und die Vermeidung gelenkschädigender Überlastungen wichtig, sondern auch die mechanische Stabilisierung des Gelenkes durch Muskeln, Sehnen und Bänder.

Menschen mit Gelenkproblemen neigen dazu, das betroffene Gelenk zu schonen. Doch damit tun sie sich keinen Gefallen: Bewegungsmangel verstärkt den Verschleiß nur noch mehr und lässt Gelenke und Muskulatur

verkümmern. Nicht selten übrigens beruhen die Schmerzen weniger auf den Gelenkveränderungen denn auf starken Muskelverspannungen.

Darum ist nichts wichtiger für ein Gelenk als regelmäßige Bewegung. Erst über diesen Mechanismus gelangen Nährstoffe in den Gelenkspalt, Abfallstoffe werden weggeschafft und die Muskulatur um das Gelenk wird gestärkt. Daher ist es in jedem Falle sinnvoll, durch ein geeignetes Trainingsprogramm eine möglichst optimale Muskelfunktion zum Schutz der Gelenke aufrechtzuerhalten bzw. wiederherzustellen. Dazu kann die Krankengymnastik in Einzeltherapie oder Gruppen sinnvoll sein. Dort erlernen Sie individuell auf Sie zugeschnittene Übungen, die Sie später auch allein zu Hause durchführen können.

Massagen

Massagen lockern die Muskulatur, regen die lokale Durchblutung an und damit den Stoffwechsel im Gewebe. Darüber hinaus lösen sie Verspannungen und kräftigen die Muskulatur um das Gelenk. So angenehm diese Anwendungen auch sein mögen, sie sind kein Ersatz für die aktive eigene Bewegung.

Elektrotherapie

Die Therapie mit elektrischen Strömen regt die Regeneration des Gewebes an, verbessert die Durchblutung und lindert Schmerzen. Nach neueren Untersuchungen scheinen elektrische Ströme im Mikroampère-Bereich den

Heilungsprozess der Zellen intensiver zu beschleunigen als stärkere Strombehandlungen (z. B. Reizstrom), da sie den körpereigenen Strömen ähnlich sind. Eine Sonderform der elektromagnetischen Verfahren ist die Iontophorese. Dabei wird ein Medikament als Gel auf die Haut aufgetragen und der zum Beispiel schmerzstillende Wirkstoff mittels Gleichstrom an den Behandlungsort geleitet.

Bei der Transkutanen Elektrischen Nervenstimulation (TENS) handelt es sich um niederfrequente Stromimpulse, die die Schmerzempfindung beeinflussen. Die kleinen TENS-Geräte sind für die häusliche Anwendung wegen der einfachen Handhabung gedacht. Elektroden werden auf der Haut befestigt und über ein Handgerät mit Strom versorgt, dessen

Stärke individuell reguliert werden kann. Vielversprechende Einsatzgebiete für TENS sind Schmerzen am Bewegungsapparat und Nervenschmerzen.

Wärme- und Kältetherapie

Mit einfachen Mitteln wie Wasser, Kälte und Wärme lassen sich häufig sehr gute Erfolge bei Gelenkbeschwerden erzielen. Weiteres Plus: Alle Anwendungen können Sie leicht selbst zu Hause durchführen.

Ob Gelenkverschleiß oder Gelenkentzündung – intuitiv wählt fast jeder die richtige Maßnahme: Bei Entzündungen und akuten Erkrankungen sind meistens Kaltreize günstiger, bei chronischen Erkrankungen hingegen Warmreize.

Wärme- und Kältetherapie

Jeder weiß, dass Kälte bei Entzündungen und Sportverletzungen hilft. Sie wirkt schmerzlindernd, abschwellend und entzündungshemmend. Doch wie kalt sollten die Gelenk-Auflagen sein? Von Eiswürfeln und cold packs direkt aus dem Eisfach wird abgeraten, da es durch den intensiven Reiz zu einer reaktiven Überwärmung des Gewebes kommt. Besser: Eiswürfel etwas auftauen lassen, mit wenig Wasser in einen Plastikbeutel geben und auf das Gelenk legen. Nur so lange auf dem Gelenk belassen, wie es angenehm ist, die Haut darf nicht unterkühlt werden. Im akuten Sta-

dium sind außerdem Umschläge mit Quark günstig.

Bei einem degenerativen Gelenkverschleiß ohne Entzündungszeichen wirken Wärmeanwendungen durchblutungsfördernd und schmerzdämpfend, wie zum Beispiel warme Voll- oder Teilbäder, Heublumensäcke oder Ölkompressen. Diese Anwendungen eignen sich auch bestens als Vorbereitung für anschließende Bewegungsübungen, weil sie entspannen, die Durchblutung anregen und die Umgebung des Gelenks lockern.

Krautwickel & Co.

Einfache Wickel und Kompressen

Heublumensack

Einen Baumwollbeutel mit etwa 400 g Heublumen füllen und in einen Topf mit Einsatz legen. Die Heublumen sollen nicht direkt im siedenden Wasser liegen, sondern ca. 20 Minuten vom Wasserdampf durchzogen werden. Dann so heiß wie möglich anlegen und mit Handtuch fixieren. Alternativ gibt es (in der Apotheke) auch Fertigpackungen.

Ölkompressen

Bei schmerzhaften Arthrosen helfen Ölwickel, die man über Nacht auf dem Gelenk belässt. Dazu tränkt man ein Baumwolltuch mit angewärmtem Johanniskrautöl, legt es auf das betroffene Gelenk und fixiert es mit einem Tuch.

Quarkwickel

Etwa 250 g kalten Quark verrühren, fingerdick auf ein Tuch streichen, auf das entzündete Gelenk legen und mit einer Binde locker befestigen. Nach etwa 20 Minuten erneuern.

Kohlwickel/Krautwickel

Entfernen Sie aus einigen Weißkohlblättern die Mittelrippe und quetschen Sie die Blätter mit einer Glasflasche. Das setzt die Wirkstoffe frei. Nun die Blätter dachziegelartig auf dem betroffenen Gelenk anbringen und mit einem Tuch fixieren. Der Wickel kann auch über Nacht liegen bleiben.

In einer aktuellen Studie schneidet der Krautwickel gegenüber herkömmlichen Schmerzmitteln sogar besser ab.

Kartoffelauflage

Vier bis fünf Kartoffeln in der Schale weich kochen, zerdrücken, in ein Tuch wickeln und so warm wie möglich auf die betroffene Stelle auflegen und mit einem Tuch fixieren.

Art der Gelenkbeschwerden	Anwendung
Arthrose	Ölkompressen, Heublumensack, warme Bäder
Subakute Gelenkentzündung	Kohlwickel
Akute Gelenkentzündung	Quarkauflage, Kältepack
Gelenkentzündung bei Gicht	Kaltes Wasser, Eispack
Chronische Verspannungen im Bereich der Wirbelgelenke, z. B. Nacken-Schulterbereich	Kartoffelauflage, warme Bäder

Bewegungsübungen für zu Hause

Viel Bewegung – wenig Belastung

Wenn Sie die wichtigste Devise „viel bewegen, aber (die Gelenke) wenig belasten" beherzigen, werden Sie schnell spüren, wie gut Ihnen Bewegung tut. Im Zweifelsfall sollten Sie die von Ihnen ausgewählten Übungen mit Ihrem Therapeuten besprechen. So kann eine Übung, die einem Patienten geholfen hat, sich bei anderen ungünstig auswirken. Das ist individuell verschieden und hängt von Art und Intensität der Gelenkbeschwerden ab.

Für die meisten Übungen benötigen Sie keine Hilfsmittel. Eine gute Investition ist jedoch die Anschaffung eines Thera-Bandes, mit dessen Hilfe sich die Wirkung mancher Übungen intensivieren lässt.

Ausgewählt wurden vornehmlich Übungen, die Sie ohne großen Aufwand auch einmal zwischendurch ausführen können. Übungen im Sitzen oder Stehen wurde daher der Vorzug vor Übungen im Liegen gegeben.

Check-up Bewegung und Sport

→ Sprechen Sie vorher mit Ihrem Therapeuten darüber, ob er Ihnen nachfolgendes Programm oder eventuell auch andere Übungen empfiehlt.

→ Überfordern Sie sich beim Sport nicht. Das belastet Ihre Gelenke. Informationen zu geeigneten Sportarten finden Sie auf Seite 90.

→ Eine warme Dusche oder eine warme Anwendung (s. Seite 82) entspannen die Muskulatur.

→ Gezieltes Aufwärmen verhindert Verletzungen. Genauso wichtig ist auch das Abwärmen.

→ Bei Arthrose gilt: Keine ruckartigen Bewegungen, kein Kraftsport, keine schweren Gewichte verwenden.

→ Während der Übungen sollten keine Schmerzen auftreten.

→ Absolvieren Sie bei einer akuten Entzündung der Gelenke kein Bewegungsprogramm. Die Entzündung muss erst abklingen.

→ Achten Sie bei allen Bewegungen auf eine ruhige und entspannte Atmung.

→ Trainieren Sie lieber jeden Tag 5 bis 15 Minuten statt einmal in der Woche 40 Minuten am Stück.

Das Ganzkörper-Aktivprogramm – Lockere Gelenke in fünf Minuten

Auch wenn Sie nicht viel Zeit haben, können Sie es mit dem 5-Minuten-Gelenk-Programm schaffen, Ihre Gelenke beweglich und locker zu halten, sei es am Schreibtisch bei der Arbeit oder zu Hause.

1. Die Arme über den Kopf strecken und sich genüsslich räkeln.
2. Den Kopf langsam dreimal nach rechts und nach links drehen, so weit, wie es angenehm ist.
3. „Windmühle": Die Arme schulterhoch seitlich ausstrecken, beugen; die Handflächen locker auf die Schultern legen. Mit beiden Ellbogen Kreise beschreiben, 15-mal vorwärts und 15-mal rückwärts.
4. „Teetasse": Im Stehen, ein Arm gebeugt vor dem Körper; die Handfläche nach oben. Stellen Sie sich vor, Sie müssten eine Tasse balancieren. Führen Sie den Arm seitlich an der Hüfte vorbei nach hinten. Jetzt die Hand drehen, eine Acht beschreiben und über den Kopf wieder in Ausgangsposition. Dreimal pro Seite.
5. Die Hände so weit spreizen wie möglich, dann zur Faust ballen, langsam wieder locker lassen.
6. Im Sitzen abwechselnd ein Bein strecken, das Knie durchdrücken, locker lassen und den Fuß kreisen. Dann abwechselnd ein Bein mit abgewinkeltem Knie so hoch wie möglich heben, sodass die Hüfte möglichst weit gebeugt wird.
7. Im Sitzen Füße hin- und herwippen (abwechselnd von Ferse auf die Zehen).
8. Übung für die Kiefergelenke (auch im Kiefergelenk sind Arthrosen möglich!): Fünfmal den Mund so weit öffnen, wie Sie können. Dann mit geöffnetem Mund vorsichtig den Unterkiefer ganz leicht zur Seite, nach vorne und hinten schieben.
9. Drei Minuten auf der Stelle gehen, dabei die Arme einsetzen, die Oberschenkel so weit wie möglich hochbringen.
10. Im Stehen: Die Füße schulterbreit auf den Boden stellen, den Oberkörper langsam nach vorne beugen. Die Fingerspitzen berühren leicht den Boden. Oberkörper leicht hin und her schwingen lassen. Anschließend in Zeitlupe wieder aufrichten, Wirbel für Wirbel ...

Mit gezielten Übungen die Beweglichkeit verbessern

Übungen für starke Knie

Pendelübung

Auf einem Tisch sitzend die Unterschenkel im 90°-Winkel herabhängen lassen (die Füße dürfen nicht den Boden berühren). Unterschenkel abwechselnd zehnmal hin- und herpendeln.

Übung mit oder ohne Thera-Band am Tisch

Auf dem Tisch sitzend ein Thera-Band am Tischbein befestigen und um den Fuß schlingen. Das Bein gegen Widerstand achtmal nach oben strecken, Seitenwechsel. Alternativ ohne Thera-Band: Das Bein nach oben bis zur Waagerechten strecken, zehn Sekunden halten, achtmal wiederholen, Seitenwechsel.

Übung im Stehen I

Den Rücken an den Türrahmen pressen, die Knie nicht ganz durchstrecken. Nun langsam in die Knie gehen, zehn Sekunden halten und wieder in Ausgangsposition zurückkehren. Zehnmal wiederholen.

Übung im Stehen II

Mit den Händen gegen eine Wand lehnen; Ausfallschritt: Das vordere Knie ist gebeugt, das hintere beinahe gestreckt. Den Oberkörper zur Wand hin anlehnen, 15 Sekunden halten, zehnmal wiederholen. Seitenwechsel.

Einbeinige Kniebeuge

Ausfallschritt; das rechte vordere Bein ist leicht gebeugt, das hintere Bein auf den Zehen stehend gestreckt. In aufrechter Körperhaltung das hintere Knie langsam Richtung Boden senken. Zehnmal wiederholen, Seitenwechsel.

Übung im Liegen

Rückenlage, das linke Bein liegt gestreckt auf dem Boden, das rechte Bein im 90°-Winkel in der Hüfte beugen. Die Oberschenkelrückseite mit den Händen oder dem Thera-Band umfassen, die Ferse in Richtung Decke schieben, 15–20 Sekunden halten, dann die Seite wechseln.

Fahrradfahren

In Rücklage beide Beine hochheben und wie beim Fahrradfahren bewegen. Am besten morgens im Bett, um die Gelenke zu lockern. Die Übung ist auch gut für die Hüften.

Übungen für starke Hüften

Pendelübung im Stehen

Mit der rechten Hand am Türrahmen oder an der Wand abstützen. Das linke Bein leicht anheben, nach vorne und hinten pendeln, dann kreisen oder Achterlinien beschreiben. Nach drei Minuten Seitenwechsel.

Gehen auf der Stelle

Beim Gehen die Oberschenkel so weit wie möglich nach oben ziehen. Das dehnt die Hüftgelenke. Auch die Arme kräftig mitnehmen, bis Sie Ihren eigenen Rhythmus finden. Drei bis fünf Minuten.

Bewegen gegen Widerstand

Im Stehen das rechte Bein gegen einen Widerstand (zum Beispiel ein Thera-Band) 10- bis 15-mal zur Seite bewegen. Seitenwechsel. Die Übung können Sie auch im Liegen in seitlicher Position durchführen.

Kniestand

Ausfallschritt, das vordere linke Bein ist gebeugt, das rechte hintere Bein geht in den Kniestand (ggf. mit Kissen abpolstern). Das Knie beugen, das Sprunggelenk mit rechter Hand umfassen und Ferse in Richtung Po ziehen. 15 bis 20 Sekunden halten, dreimal wiederholen, Seitenwechsel. Für eine bessere Stabilität können Sie sich mit der freien Hand an einem geeigneten Gegenstand abstützen.

Dehnung im Stehen

Rechtes Bein mit der Ferse auf der Fläche eines Stuhles ablegen, das Knie ist gestreckt, die Fußspitzen nach oben ziehen. Das linke Bein steht gerade. Den aufrechten Oberkörper nach vorne neigen. Dabei spüren Sie die Oberschenkel-Rückseite.

Übung auf dem Boden

Im Vierfüßlerstand abwechselnd ein Bein nach hinten-oben anheben. Das Bein ist gestreckt oder leicht gebeugt. Diese Position kurz halten. 15-mal pro Seite.

Übungen für starke Schultern

Schulterkreisen

Schultern und Arme kreisen lassen. Mit kleinen Kreisen beginnen, die immer größer werden. Vorwärts und rückwärts. Etwa drei Minuten.

Alternativ: Die Arme nach vorne und hinten pendeln lassen.

Schultern heben und senken

Im Stehen oder Sitzen: Die Arme locker hängen lassen, die Schultern anheben und abwechselnd zehnmal nach vorne und nach hinten sinken lassen.

Übung am Tisch

Sie sitzen, die Unterarme liegen schulterbreit und parallel auf dem Tisch. Den Oberkörper leicht vom Tisch wegziehen, dabei die Lendenwirbelsäule abrunden. Die Arme abwechselnd so weit wie möglich vorschieben. Pro Seite 15-mal.

Übung mit dem Thera-Band

Sie stehen mit beiden Füßen stabil auf dem Thera-Band. Die Hände fassen das gespannte Band mit herabhängenden Armen, die Ellenbogen sind leicht gebeugt. Nun die Unterarme 20-mal nach oben führen.

Liegestützen gegen die Wand

Sie stehen mit gestreckten Armen vor einer Wand. Nun die Hände an der Wand abstützen. Der Oberkörper geht vor, die Beine bleiben dabei gerade, die Ellbogen sind angewinkelt, das Gesicht berührt fast die Wand.

Zehnmal wiederholen.

Übungen für starke Ellenbogen

Lockerung

Im Sitzen: Den rechten Arm im Ellbogen und im Handgelenk anwinkeln, so weit beugen wie möglich, mit den Fingern die rechte Schulter berühren; der Ellbogen ist nach vorne gerichtet. Dann den Arm nach vorne und leicht nach unten so weit strecken wie möglich. Auf jeder Seite zehnmal. Zur Unterstützung kann die Gegenhand unter den Ellbogen gelegt werden.

Dehnübung

Vor einen Stuhl stellen, die flachen Hände auf die Sitzfläche legen, die Unterarme nach außen drehen (Fingerspitzen zeigen zum Körper), Ellbogen strecken. Nun leicht in die Knie gehen.

Übung mit Thera-Band

Mit beiden Füßen auf dem Thera-Band stehen. Die Hände fassen das gespannte Band mit herabhängenden Armen, die Ellbogen leicht gebeugt. Nun Unterarme 20-mal nach oben führen.

Übungen für starke Handgelenke, Finger und Daumen

Kreisen der Handgelenke

Führen Sie mit beiden Händen kreisende Bewegungen in beide Richtungen durch. Pro Richtung zehnmal.

Spreizen der Finger

Die Finger so weit spreizen wie möglich, dann zur Faust ballen, langsam wieder locker lassen. Zehnmal.

Aktive Übung für den Daumen

Die Finger sind zusammen; die Hände strecken, die Daumen entlang der Handinnenseite zum Ansatz des kleinen Fingers 10-mal beugen und wieder entspannen.

Passive Übung für den Daumen

Den Daumen mit der anderen Hand greifen und vorsichtig in Längsrichtung ziehen, dadurch wird die Gelenkkapsel gedehnt. Anschließend den Daumen von der Hand wegziehen. Anschließend den Daumen an die Handinnenfläche heranziehen, auch unter Zug. Mehrmals täglich.

Kräftigung

Die Unterarme liegen mit der Handfläche nach oben auf den Oberschenkeln. Nun die Hand nach oben anheben, das Handgelenk überstrecken. Der Unterarm bleibt liegen. Pro Seite 15-mal. Alternativ: Die Übung mit kleinem Gewicht durchführen.

 Tipp

Ein warmes Handbad lockert die Muskulatur und regt die Durchblutung an. Die Bewegungsübungen können auch in warmem Wasser durchgeführt werden.

Übungen für starke Füße und Sprunggelenke

Kreisen der Füße

Im Stehen oder Sitzen die Füße in beide Richtung zehnmal kreisen.

Wippen der Füße

Im Sitzen die Füße hin- und herwippen. Dann eine Minute auf der Stelle treten.

Zehen strecken und beugen

Im Stehen die Zehen einrollen. Dabei leicht mit Körpergewicht belasten. Pro Seite dreimal. Anschließend mit beiden Beinen in den Zehenstand gehen.

Zehenspitzenstand und Fersenstand

Im Stehen, die Beine nebeneinander, fünfmal in den Zehenspitzenstand gehen. Die Übung auf einem Bein stehend wiederholen, pro Seite fünfmal. Abschließend fünfmal mit leichten gebeugten Knien locker vom Zehenspitzenstand in den Fersenstand und zurück abrollen.

Zehengymnastik

Ein Tuch oder einen dicken Stift auf den Boden legen, mit den Zehen „angeln" und kurz anheben. Pro Seite fünfmal.

Übungen für eine starke Wirbelsäule

Lockerung der Wirbelsäule

Hüftbreit stehen, den Oberkörper langsam nach vorne beugen und ausschütteln. Langsam Wirbel für Wirbel wieder aufrichten. Zweimal wiederholen.

Halswirbelsäule I

Halswirbelsäule jeweils fünfmal nach rechts, links und nach vorne neigen und drehen.

Halswirbelsäule II

Aufrecht und hüftbreit stehen, nun zieht der rechte Handballen die rechte Schulter nach unten, der Kopf wird leicht zur linken Schulter gedreht. Pro Seite dreimal wiederholen.

Brustwirbelsäule I

Vor einen Stuhl stellen, breitbeinig und leicht gebeugt, mit gestreckten Armen die Hände an der Stuhllehne abstützen und Oberkörper nach unten ziehen. Zehnmal wiederholen.

Brustwirbelsäule II

Auf die Fersen setzen, Arme nach oben strecken, nun den geraden Oberkörper und die Arme nach vorne beugen und einige Sekunden in dieser Position bleiben und langsam wieder zurück in den Fersensitz. Mehrmals wiederholen.

Lendenwirbelsäule I

Auf die Kante eines Stuhls setzen, Beine weit auseinander. Den Oberkörper nach vorne beugen und mit den Händen den Boden berühren. Im zweiten Schritt die Hände an den Stuhlbeinen festhalten und den Oberkörper aktiv noch etwas weiter hinunterziehen.

Lendenwirbelsäule II

Auf den Boden in Seitenlage gerade hinlegen, Hüfte und Knie sind gestreckt. Den rechten Ellenbogen abwinkeln, den Unterarm auf dem Boden abstützen. Nun aus der Ellbogenstütze den Körper so weit wie möglich vom Boden wegdrücken. Pro Seite fünf- bis zehnmal.

Bauchmuskulatur

In den Vierfüßlerstand gehen, die Hände sind unter den Schultern, die Fußrücken flach auf dem Boden. Der Kopf schaut auf den Boden und bildet eine Linie mit der Wirbelsäule. Nun Druck auf Hände und Füße ausüben und mit den Knien auf und ab wippen, dabei den Boden nicht berühren. Etwa 20-mal. Atmen nicht vergessen.

Eine kräftige Bauchmuskulatur ist wichtig; sie unterstützt die Stabilität der Wirbelsäule.

Welche Sportarten sind geeignet?

Fußball, Joggen oder Tennis sind zwar gut für Herz, Kreislauf und Fitness, bekommen manchen Gelenken aber schlecht. Insbesondere durch ruckartige, abrupte Bewegungen, Sprünge und schnelles Abstoppen aus dem Lauf heraus werden Gelenke erheblich strapaziert. Gelenkschonend sind dagegen gleichmäßig ablaufende und runde Bewegungen, die die Ausdauer trainieren.

Gelenkfreundliche Sport- und Bewegungsarten

Schwimmen und Aqua-Jogging: Durch den Auftrieb des Wassers wird das Körpergewicht abgefangen; das führt zur Entlastung der Gelenke. Günstig sind Kraulen und Rückenschwimmen.

Radfahren: Radfahren (auf ebener Strecke) verbessert die Beweglichkeit, kräftigt die gelenkumgebende Muskulatur und entlastet die Bänder. Starke Steigungen vermeiden.

Skilanglauf: idealer Ausdauersport! Günstig für Kondition, Koordination und Muskulatur. Lässt sich individuell dosieren und ist auch bei Arthrosen der Beingelenke möglich.

Walking: Die einfachste Form der Bewegung. Ideal für Gelenke und schonende Gewichtsregulation. Nicht auf Asphalt, nur auf weichem Boden (zum Beispiel im Park) walken.

Nordic Walking: Unter Einsatz spezieller Stöcke werden alle Gelenke bei Nordic Walking bewegt, aber nur wenig belastet. Wichtig ist eine technische Schulung.

Tai Chi und Qi Gong: Langsame, sanft fließende Bewegungen – das zeichnet das chinesische Schattenboxen (Tai Chi) und seine kleine Schwester Qi Gong aus. In Studien wurde gezeigt, dass Tai-Chi-Übungen bei Arthrose helfen. Gelenksteifigkeit und Schmerzen nahmen nach drei Monaten um 30 % ab, in gleichem Maße verbesserte sich die Beweglichkeit.

Welche Sportart belasten welche Gelenke?

Besonders bean-spruchte Gelenke	Sportart
Schulter	Badminton, Basketball, Bergsteigen, Handball, Hockey, Rudern, Schwimmen, Surfen, Tennis, Tischtennis, Turnen, Wasserball
Ellenbogen	Badminton, Golf, Handball, Rudern, Surfen, Tennis, Tischtennis, Turnen, Volleyball
Hand	Badminton, Bergsteigen, Handball, Golf, Rudern, Surfen, Tennis, Tischtennis, Turnen, Volleyball
Finger	Basketball, Bergsteigen, Golf, Handball, Volleyball, Wasserball
Hüfte	Bergsteigen, Fußball, Jogging, Reiten, Skifahren, Volleyball
Knie	Badminton, Basketball, Bergsteigen, Fußball, Handball, Hockey, Jogging, Reiten, Rudern, Skifahren, Snowboarden, Tennis, Turnen, Volleyball
Sprunggelenk	Fallschirmspringen, Fußball, Handball, Hockey, Jogging, Skifahren, Snowboarden, Tennis, Volleyball
Zehengelenke	Fußball, Tanzen, Ballett
Halswirbelsäule	Bergsteigen, Jogging, Tennis
Lendenwirbelsäule	Golf, Hockey, Jogging, Radfahren, Reiten, Surfen, Tennis, Volleyball

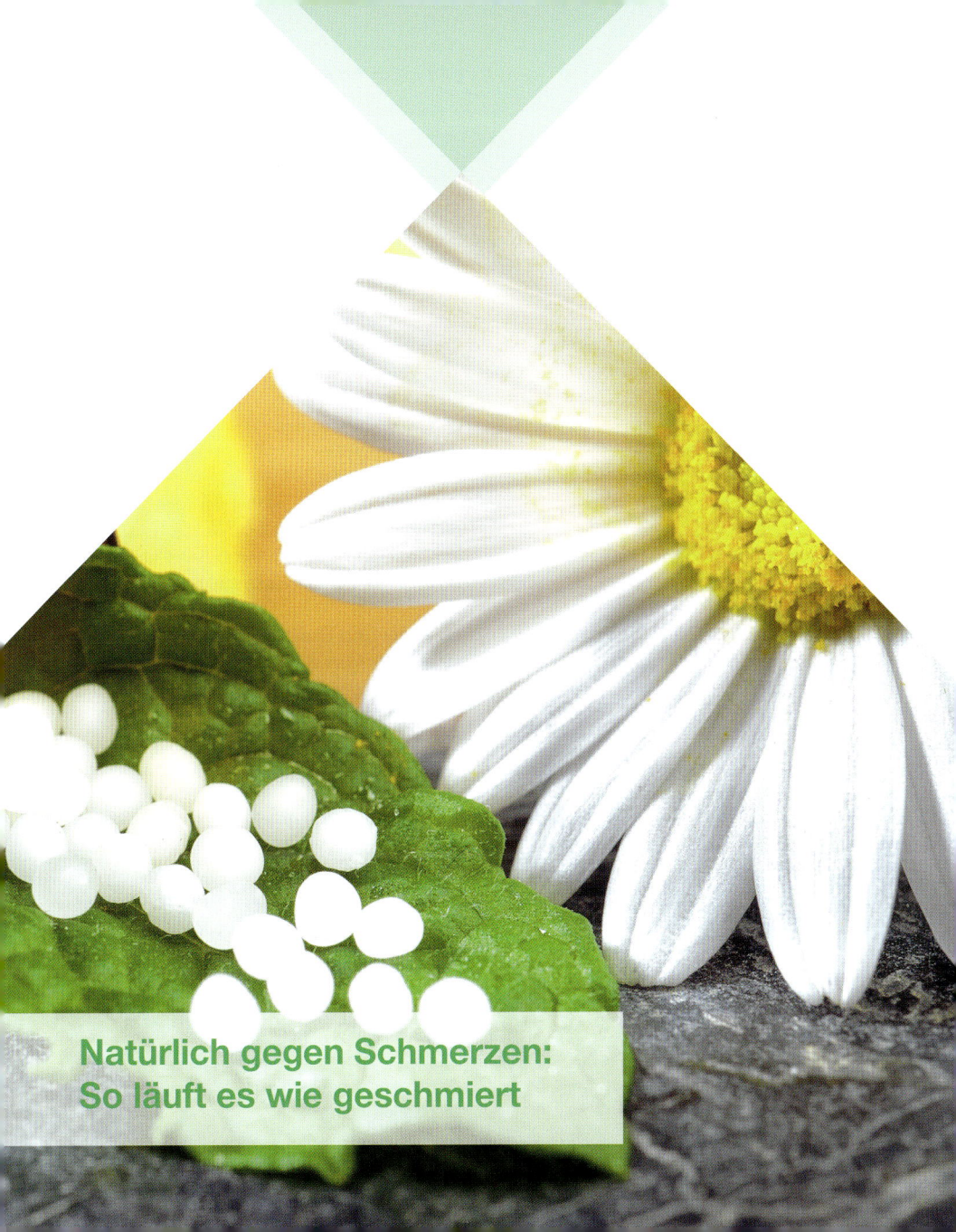

Natürlich gegen Schmerzen:
So läuft es wie geschmiert

Heilkraft aus der Pflanzenwelt

Heilpflanzen und homöopathische Mittel spielen bei Gelenkproblemen eine wichtige Rolle. Sie lassen sich gut mit anderen Verfahren kombinieren oder können helfen, die Dosis herkömmlicher Schmerzmittel zu reduzieren bzw. auf diese Mittel ganz zu verzichten. Das Ziel ist eine optimale Wirkung bei minimalen Nebenwirkungen.

Wirksame Heilpflanzen für Gelenk-Tees

Ackerschachtelhalm (Equisetum arvense): stärkt das Bindegewebe. Sein hoher Gehalt an Kieselsäure wirkt knorpelstabilisierend.

Bittersüß (Solanum dulcamara): wirkt entzündungshemmend und regt den Stoffwechsel an

Brennnessel (Urtica urens, Urtica dioica): verbessert den Stoffwechsel und wirkt entzündungshemmend

Holunder (Sambucus nigra): unterstützt die Heilung bei akuten Entzündungen

Löwenzahn (Taraxacum officinale): wirkt reinigend und stoffwechselanregend

Stiefmütterchen (Viola tricolor): aktiviert den Stoffwechsel und wirkt entzündungshemmend

Wacholder (Juniperus communis): fördert die Ausscheidung von Stoffwechselprodukten

Weide (Salix alba): wirkt schmerzlindernd und entzündungshemmend

Hagebutte (Rosa canina): Studien zeigen, dass die Hagebutte bei Gelenkproblemen wie Arthrose und Arthritis wirkungsvoll hilft.

Rezepte für Heiltees

Sie wirken entzündungshemmend, schmerzlindernd oder auch entgiftend – die besten Teemischungen für Ihre Gelenke:

Gelenktee

20 g Weidenrinde
20 g Bittersüß
20 g Brennnesselkraut
20 g Birkenblätter
20 g Hagebutte

Zubereitung: Zwei Esslöffel der Mischung mit einem halben Liter kalten Wasser ansetzen, kurz aufkochen und anschließend abseihen. Dreimal täglich eine Tasse trinken.

Gelenk- und Stoffwechseltee

25 g Wacholderbeeren
25 g Ackerschachtelhalm
25 g Brennnesselkraut
25 g Löwenzahnwurzel mit Kraut

Zubereitung: Zwei Esslöffel der Mischung mit einem halben Liter kalten Wasser ansetzen, kurz aufkochen und anschließend abseihen. Dreimal täglich eine Tasse trinken.

Nicht länger als vier Wochen trinken, da Wacholder zu Nierenreizungen führen kann.

Tee bei Muskelschmerzen und Muskelrheuma

25 g Klettenwurzeln
25 g Wacholderbeeren
25 g Weidenrinde
25 g Birkenblätter

Zubereitung: Zwei Esslöffel der Mischung mit einem halben Liter kaltem Wasser ansetzen, kurz aufkochen und anschließend abseihen. Drei bis vier Wochen morgens und abends eine Tasse trinken.

Nicht länger als vier Wochen trinken, da Wacholder zu Nierenreizungen führen kann.

Pflanzliche Antirheumatika

Wirksame pflanzliche Antirheumatika werden häufig auch als höher dosierte, standardisierte Fertigpräparate, z. B. in Form von Kapseln oder Dragees, angeboten. Ihre schmerzlindernde und entzündungshemmende Wirkung ist in Studien belegt worden. Die Wirkung dieser pflanzlichen Mittel tritt allerdings nicht sofort ein, es braucht ein wenig Geduld. Ideal ist auch die ergänzende Einnahme zu chemischen Schmerzmitteln, um deren Dosierung zu reduzieren.

Hagebutte (Rosa canina): In Skandinavien werden die roten Früchte der Wildrose schon seit Jahrhunderten als Heilpflanze bei Gelenkschmerzen und Rheuma eingesetzt. Positive Studien haben der Hagebutte mittlerweile auch bei uns einen hohen Stellenwert verschafft. Meine Beobachtung: Bei Arthrose und rheumatoider Arthritis verbessert sich nach einiger Zeit der Einnahme die Beweglichkeit. Die Hagebutte wirkt entzündungshemmend und knorpelschützend. Die Vitamin-C-reiche Frucht hemmt Botenstoffe an verschiedenen Stellen des Entzündungsprozesses. Als wichtige Wirkstoffe gelten sogenannte Galaktolipide, die den Knorpelabbau hemmen können.

Hagebutten werden zur Herstellung der Präparate in Nordeuropa und in Chile gezüchtet und angebaut. Die getrockneten und gemahlenen Kerne aus Hagebutte werden bevorzugt in Form von Kapseln oder Pulver angeboten. Vom rosa Hagebuttenpulver rührt man 2 Teelöffel (= 5 Gramm) täglich in seinen Joghurt ein. Hagebuttenkernpulver gibt man mit Erfolg auch Tieren mit Gelenkproblemen, so die Erfahrungen aus der Tierheilkunde.

Weihrauch (Boswellia serrata): Bei Weihrauch handelt es sich um ein Harz aus den Weihrauchbäumen. Die Bäume wachsen bevorzugt auf trockenen und felsigen Böden in Indien. Aus dem Harz wird ein standardisierter Trockenextrakt gebildet. Weihrauch wirkt entzündungshemmend, schmerzlindernd, abschwellend, dämpft überschießende Immunreaktionen und hilft bei chronischen Entzündungen.

In Indien wird Weihrauch schon seit Tausenden von Jahren gegen rheumatische Beschwerden – vor allem bei entzündlichen rheumatischen Erkrankungen wie der rheumatoiden Arthritis – eingesetzt. Gute Erfolge mit Weihrauch gibt es übrigens auch bei chronisch entzündlichen Darmerkrankungen wie Morbus Crohn oder Colitis Ulcerosa. Hauptwirkstoffe sind die Boswelliasäuren, die eine entzündungshemmende Wirkung besitzen. Sie blockieren die Leukotriensynthese; Leukotriene sind verantwortlich für Entzündungen im Körper, auch der Gelenke.

Gut zu wissen: Achten Sie auf eine hohe Qualität und die Zusammensetzung des Präparates. Weihrauch-Präparate werden häufig aus Län-

95

dern eingeführt, die andere Qualitätsstandards haben. Die Einnahme von Weihrauch-Präparaten sollte während oder kurz nach einer Mahlzeit erfolgen.

Bei rheumatoider Arthritis ist Weihrauch als Dauertherapie geeignet. Der Verbrauch an chemischen Schmerzmitteln lässt sich damit in vielen Fällen senken und Kortison einsparen.

 Tipp

Weihrauch in Kombination mit Kurkuma
Die Kurkumawurzel (Gelbwurz) besitzt antientzündliche und antioxidative Eigenschaften. Bei entzündlichen Gelenkbeschwerden wird sie mit Weihrauch kombiniert, was einen synergistischen Effekt begünstigt.

Weidenrinde (Salicis cortex): Der Hauptwirkstoff ist das Salicin, das im Körper zu Salicylsäure umgebaut wird. Weidenrinde („natürliches Aspirin") besitzt schmerzstillende sowie entzündungshemmende Eigenschaften und wird bei rheumatischen Beschwerden und Kopfschmerzen eingesetzt.

Brennnessel (Urtica dioica): besitzt antirheumatische Eigenschaften. Als Wirkmechanismus wird eine Hemmung entzündlicher Stoffe (Zytokine) im Körper vermutet.

 Tipp

Frische Brennnesseln für den Salat sammeln oder noch besser: ein Brennnesselmus aus gedämpften Blättern.

Teufelskralle (Harpagophytum procumbens): Sie stammt aus den Steppen Süd- und Südwestafrikas sowie aus Namibia und wird eingesetzt bei Verschleißerscheinungen der Gelenke und bei Rückenschmerzen. Arzneilich genutzt werden die getrockneten Speicherwurzeln der Teufelskralle. Ihren Namen hat die Pflanze übrigens erhalten, weil sich ihre Frucht schnell im Fell vorbeistreifender Tiere verhakt.

Gelenkfreundliche Gewürzmischung
Eine Gewürzmischung aus gemahlenem Kreuzkümmel (Cumin), Koriander und Muskat zu gleichen Teilen wirkt schmerzlindernd und entzündungshemmend bei Gelenkbeschwerden und Arthrose. Viele Betroffene berichten, dass sie damit Schmerzmedikamente einsparen können. Dazu gibt man zweimal täglich eine Messerspitze ins Essen, am besten über einen Zeitraum von zwei bis drei Monaten. Wenn mehrere Gelenke betroffen sind, spricht nichts gegen eine dauerhafte Einnahme. Bis sich die Wirkung entfaltet, vergehen einige Wochen. Die fertige Gewürzmixtur gibt es beispielsweise im Reformhaus.

Wirksame Heilpflanzen zur äußeren Anwendung
Auch äußerlich können Heilpflanzen ihre wohltuende Wirkung entfalten. Wichtig bei Gelenkbeschwerden sind:

Arnika (Arnica montana): hat als Tinktur eine entzündungshemmende, schmerzlindernde und antiseptische Wirkung und wird eingesetzt bei Muskelschmerzen, Sportunfällen, Gelenkbeschwerden und Entzündungen.

So wird es gemacht: Ein Tuch entsprechender Größe mit der verdünnten Tinktur (im Verhältnis 1:3 bis 1:10 mit Wasser verdünnen) tränken und auf das betroffene Gelenk legen. Die Umschläge können bei Bedarf halbstündlich bis stündlich erneuert werden.

Beinwell (Symphytum officinale): Die weiß bis violett blühende Pflanze wirkt entzündungshemmend, abschwellend, heilungsfördernd, auch bei Knochenverletzungen. Schon im Mittelalter wurde Beinwell bei Knochenproblemen eingesetzt, daher ihr Name. Beinwell wird zur äußerlichen Anwendung als Salbe oder innerlich als pflanzliche oder homöopathische Tropfen verwendet.

Heublumen: Sie wirken als Heublumenpackung schmerzlindernd, durchblutungsfördernd und lockern die Muskulatur. Besonders effektiv ist die Anwendung bei Beschwerden im Hals-Nacken-Bereich, Rückenschmerzen und degenerativen Gelenkbeschwerden wie Arthrose. (Praktische Anwendung siehe Seite 82)

Paprika (Capsicum annuum): führt zu einer Erregung der Schmerz- und Wärmerezeptoren der Haut; wirkt über diesen Weg durchblutungsfördernd und schmerzlindernd.

Viele freiverkäufliche Rheumapflaster enthalten Capsicum aus der Chilischote. Die durchblutungsfördernden Pflaster werden vornehmlich bei Muskelschmerzen im unteren Rücken eingesetzt.

Rosmarin (Rosmarinus officinalis): Sein ätherisches Öl besitzt durchblutungsfördernde und belebende Eigenschaften. Die Heilpflanze kommt als Badezusatz oder als Spiritus zur lokalen Einreibung zum Einsatz.

Johanniskraut (Hypericum perforatum): Die leuchtend gelben Blüten werden zu Johanniskrautöl (Rotöl) verarbeitet. Es wirkt schmerzlindernd und beruhigend bei Rücken- und Muskelschmerzen, Neuralgien und Arthrose. (Praktische Anwendung siehe Seite 82)

In der Naturheilkunde hat man gute Erfahrung mit Mistelinjektionen (Viscum album) zur Behandlung von Arthrosen gemacht. Die subkutanen und intrakutanen Injektionen setzt der Therapeut in die Nähe des betroffenen Gelenks. Die Wirkung beruht auf einer künstlich gesetzten Entzündung, die entzündungshemmende und immunologische Prozesse in Gang setzt.

Homöopathische Mittel

Der deutsche Arzt Samuel Hahnemann (1755–1843) entwickelte vor etwa 200 Jahren die Grundlagen der Homöopathie. In unzähligen Versuchen war er zu der verblüffenden Erkenntnis gekommen, dass eine Arznei an Gesunden charakteristische Symptome hervorruft, die sie bei Kranken wiederum heilen kann. Damit gelangte er zu der berühmten Ähnlichkeitsregel: „Similia similibus curentur = Ähnliches werde durch Ähnliches geheilt.″ Diese Wirkungsweise lässt sich an einem einfachen Beispiel verdeutlichen: Beim Zwiebelschneiden tränen normalerweise die Augen und die Nase läuft, ähnlich wie bei einem Schnupfen. In der Homöopathie wird nun die Küchenzwiebel (Allium cepa) bei Kranken mit genau diesen Symptomen als Schnupfenmittel eingesetzt.

Eine weitere Besonderheit der Homöopathie ist die Verdünnung der Arzneien, die sogenannte Potenzierung. Mischt man 1 Teil eines Stoffes mit 9 Teilen Lösungsmittel (Alkohol, Wasser, Milchzucker), so bezeichnet man diese Verdünnung als D1 = 1:10. Die Zahl hinter dem Buchstaben gibt Auskunft über den Verdünnungsgrad. Je größer die Zahl, desto geringer ist die Menge der Ausgangssubstanz. Bei den C-Potenzen erfolgt die Verdünnung in Hunderterschritten. Dies bedeutet, dass 1 Teil des Stoffes mit 99 Teilen des Lösungsmittels verdünnt wird.

Die Dosierung homöopathischer Mittel

Homöopathische Medikamente werden in Form von Tropfen, Tabletten oder kleinen Kügelchen, sogenannten Globuli, angeboten. Zu empfehlen sind niedrige Potenzen von D3 bis D12. Die übliche Dosierung bei diesen Potenzen lautet: 3-mal täglich entweder 5–10 Tropfen, 5 Globuli oder 1 Tablette. Wenn Sie höhere Potenzen einnehmen oder eine konstitutionelle Behandlung (Einbeziehung der Persönlichkeit) durchführen möchten, sollten Sie mit Ihrem Therapeuten sprechen.

Folgende Mittel haben sich bei Gelenkbeschwerden bewährt:

- **Arnica D6**: Muskel- und Gelenkschmerzen, ausgelöst durch Überanstrengung. Zerschlagenheitsgefühl, Muskelkater, Ruhe und Wärme bessern
- **Apis D6:** Akute**,** sich rasch entwickelnde Gelenkentzündung mit Schwellung, brennende, stechende Schmerzen, Wärme ist unerträglich
- **Bryonia D3:** Heiße, geschwollene, rote Gelenke, sehr schmerzhaft, die geringste Bewegung verschlechtert, Stimmung ärgerlich-gereizt, Durst auf kalte Getränke
- **Caulophyllum D4**: Rheuma der kleinen Gelenke, besonders Fingergelenke
- **Cimicifuga D12**: Arthrose durch hormonelle Umstellung; rheumatische Beschwerden im Rücken und Nacken; Steifheit; Muskelverspannungen; Wirbelsäule sehr empfindlich
- **Dulcamara D6**: Muskel- und Gelenkrheuma als Folge von Nässe und Kälte

- **Harpagophytum D3**: bei degenerativen und entzündlichen Gelenkerkrankungen, Bandscheibenleiden, Muskelrheuma, Gicht
- **Hekla Lava D6**: wirkt auf Knochen und Knorpel, bei überschießender Knochen- und Knorpelbildung, auch bei Fersensporn
- **Pichi-Pichi D3**: Wirbelsäulenbeschwerden, Halswirbelsäulen-Syndrom, Bandscheibenschäden
- **Pulsatilla D6**: stechende, reißende Schmerzen, rasch wandernd, weinerliche Stimmung, starkes Verlangen nach frischer Luft
- **Rhus toxicodendron D6**: Anlaufschmerz; längeres Gehen bessert; Gelenksteifheit; Schmerzen nach Durchnässung und Überanstrengung; Ruhelosigkeit; Ruhe verschlechtert
- **Ruta graveolens D3**: bei Arthrose-Schmerzen, auch bei Knochenbrüchen, Verletzungen (neben Symphytum D4), Verschlimmerung durch Nässe, Kälte und nachts

Biochemische Salze

Die Biochemie nach Dr. Wilhelm Schüßler ist eine natürliche Heilmethode, deren Salze helfen, das Gleichgewicht im Mineralhaushalt wiederherzustellen und die Selbstheilungskräfte zu unterstützen.

Schüßler-Salze bei Gelenkverschleiß

- Natrium chloratum D6: Knacken der Gelenke, steife Gelenke, bei Knorpelschaden, Salz Nr. 8 nimmt Einfluss auf die Gelenkflüssigkeit.
- Calcium fluoratum D12: Gelenke sind leicht zu überstrecken, festigt Sehnen und Bänder und stärkt die Knochen.
- Calcium phosphoricum D6: unterstützt den Zellaufbau im Gelenk, wirkt muskelentspannend, festigt die Knochen.
- Silicea D12: instabile Gelenke, knicken leicht ein, Ablagerungen in den Gelenken, rheumatische Beschwerden.

Da es sich bei der Arthrose um eine chronische Erkrankung handelt, ist eine längere Anwendung der Schüßler-Salze erforderlich. Sinnvoll ist eine Gelenkkur über etwa mehrere Wochen mit den drei Salzen Natrium chloratum, Calcium fluoratum und Calcium phosphoricum. Sind die Gelenkbeschwerden chronisch-rheumatischer Natur, kommt zusätzlich Silicea infrage.

Schüßler-Salze bei Gelenkentzündung (Arthritis)

- Ferrum phosphoricum D6: im Anfangsstadium einer akuten Gelenkentzündung, mit Hitze und Rötung.
- Kalium sulfuricum D6: wandernde Gelenkschmerzen, chronische Gelenkentzündung, abends nehmen die Beschwerden zu.
- Natrium phosphoricum D6: neutralisiert Säuren und regt die Ausscheidungsorgane an.
- Silicea D12: bei Harnsäureüberschuss. Bei erhöhten Harnsäurewerten (Gicht) die beiden Mittel Natrium phosphoricum und Silicea im Wechsel nehmen.
- Natrium sulfuricum D6: bei Überlastung des Stoffwechsels, zur Ausleitung von Wasser und Toxinen.

Im Akutfall alle 5 bis 10 Minuten eine Tablette nehmen, bis zu fünfmal. Bei einer chronischen Gelenkentzündung sollten Sie das entsprechende Salz mindestens vier Wochen einnehmen.

Schüßler-Salze bei erhöhten Harnsäurewerten

Bei Gicht ist eine gute Versorgung mit Natrium phosphoricum D6 und Silicea D12 wichtig, denn Nr. 9 neutralisiert Säuren und bei einem gestörten Silicea-Haushalt findet sich ein Harnsäureüberschuss. Für die reibungslose Ausleitung und Ausscheidung sorgt Nr. 10, Natrium sulfuricum.

Gesunde Knochen

Bereits ab dem 40. Lebensjahr beginnt ein langsamer, aber kontinuierlicher Verlust an Knochenmasse. Knochen und Gelenke leiden nicht nur unter mangelnder Bewegung, sondern auch unter zu viel Säure bzw. einem übersäuerten Stoffwechsel. In der Naturheilkunde heißt es auch „die Säure frisst den Kalk", denn der Körper braucht das Kalzium aus dem Knochen, um überschüssige Säuren im Körper zu neutralisieren. Eine Regulation des Säure-Basen-Haushaltes ist deshalb wichtig.

Viele Frauen entwickeln zudem nach den Wechseljahren eine Osteoporose. Der Grund liegt darin, dass der Körper ohne Östrogen nur wenig Calcium in den Knochen einbauen kann. Zudem schwächen Stoffwechselerkrankungen wie Überfunktion der Schilddrüse oder Diabetes sowie Alkohol und Nikotin die Knochen.

Schüßler-Salze

- Calcium fluoratum D12: wichtig für das Stützgewebe.
- Calcium phosphoricum D6: unterstützt die Knochenmasse und die Zellerneuerungsprozesse der Knochen.
- Silicea D12: als Bausubstanz für Knochen und Gelenke, bei Knochenerkrankungen, schwachen Muskeln.

- Magnesium phosphoricum D6: ist am Aufbau der Knochen beteiligt.
- Calcium carbonicum D12: bei Störungen im Kalkstoffwechsel, schneller Erschöpfung und Neigung zum Dickwerden.

Muskel- und Gelenkbeschwerden

Das Mittel der Wahl bei Muskel- und Gelenkschmerzen ist Natrium phosphoricum D6, da es entsäuernde Eigenschaften besitzt. Sind die Schmerzen in Muskulatur und Gelenken rheumaähnlich, ist Ferrum phosphoricum D6 eine passende Wahl. Bei Muskelverspannungen hilft Magnesium phosphoricum D6.

Schüßler-Salze bei Rheuma

- Natrium phosphoricum D6: Bei rheumatischen Schwellungen der kleinen Gelenke unterstützend 3 x täglich 2 Tabletten
- Natrium sulfuricum D6: Gelenkbeschwerden bei feuchtem Wetter
- Kalium sulfuricum D6: rheumatische Gelenkbeschwerden, wandernd, infolge von Durchnässung
- Calcium phosphoricum D6: rheumatische und neuralgische Gelenkbeschwerden, Taubheitsgefühl
- Ferrum phosphoricum D12: rheumatische Beschwerden im Bereich der Schulter
- Kalium chloratum D6: Entzündung und Schwellung der Gelenke

Wichtige Begriffe

Analgetika: Schmerzmittel

Antiphlogistika: Medikamente mit entzündungshemmender Wirkung

Arthros: griechisch: Arthros = Gelenk

Arthrose: Gelenkverschleiß, degenerative nicht-entzündliche Erkrankung

Arthroskopie: Gelenkspiegelung

Arthritis: Gelenkentzündung

Degeneration: Fortschreitende Schädigung einer Struktur

Endoprothese: künstliches Gelenk

Fraktur: Knochenbruch

Freie Radikale: aggressive Sauerstoffverbindungen, die durch Stoffwechselprozesse im Körper und durch äußere Einflüsse (Rauchen, Sonneneinstrahlung) entstehen. Bei Gelenkentzündungen schädigen sie Kollagen und Knorpel und fördern damit den Verschleiß. Vitamine und andere Mikronährstoffe fangen freie Radikale ab („Radikalenfänger").

Knorpel: glatte, elastische Schicht über den Knochenenden der Gelenke, die nur wenige Millimeter dick ist. Ermöglicht das reibungslose Gleiten der Gelenkflächen bei Bewegung und wirkt als Stoßdämpfer.

Kollagen: Gerüsteiweiß, das für den Aufbau von Gelenken und Bindegewebe benötigt wird

Meniskus: zwei feste halbmondförmige Knorpelscheiben im Kniegelenk

Orthopädie: Fachgebiet der Medizin, das sich mit der Behandlung von Störungen im Bereich des Bewegungsapparates befasst

Osteoporose: Verminderung und Schwächung der Knochensubstanz („Knochenschwund")

Physiotherapie: Therapie mit natürlichen Mitteln wie Wasser, Wärme und Kälte, Bewegung, Massagen und elektrischem Strom

Polyarthritis: Entzündung mehrerer Gelenke

Prostaglandine: Gruppe von hormonähnlichen Substanzen, die u. a. für die Entstehung von Entzündungen und Schmerzen verantwortlich sind

Proteine: Eiweiße. Sie bestehen aus Ketten von Aminosäuren

Spondylarthrose: Arthrose der Wirbelgelenke

Synovitis: Gelenkinnenhaut

Zytokine: Entzündungsbotenstoffe

Zysten: mit Flüssigkeit gefüllte Hohlräume im Gelenkbereich

Literatur

Bierbach, E. (Hrsg.): Naturheilpraxis heute, Lehrbuch und Atlas. Elsevier Verlag, 5. Auflage 2013

Lohmann, M.: Laborwerte verstehen. 5. Auflage, Mankau Verlag, Murnau 2018

Lohmann, M.: Der Basen-Doktor, Trias Verlag, 3. Auflage Stuttgart 2017

Lohmann, M.: Einstieg in die Naturheilpraxis, 3. Auflage, Verlag Urban & Fischer, München 2007

Lohmann, Maria: Detox für Eilige, Trias Verlag, Stuttgart 2018

Lohmann, Maria: Naturmedizin für Frauen, 1. Auflage, Mankau Verlag, Murnau 2019

Lohmann, Maria: Natürliche Hausmittel, BC Publications, München 2013

Lohmann, M.: Heiltees, die wirklich helfen. Weltbild Verlag, Augsburg 1999

Platzer, W.: Taschenatlas Anatomie, Band 1: Bewegungsapparat, 11. Auflage, Thieme Verlag, Stuttgart 2013

Adressen

Deutsche Arthrose-Hilfe e. V.,
Verein zur Bekämpfung der Arthrosekrankheit
Postfach 11 05 51
60040 Frankfurt/Main
Tel.: 06831/94 66 77
www.arthrose.de

Deutsche Rheuma-Liga Bundesverband e.V.
Maximilianstraße 14
53111 Bonn
Tel.: 0228 - 76 60 60
www.rheuma-liga.de

Kräuterparadies Lindig
Blumenstraße 15
80331 München
Telefon: 089-265726
E-Mail: lindig@phytofit.de
https://www.phytofit.de/

Klinik für Innere Medizin
Heinricistr. 92
45136 Essen
(0)201 174-25001
naturheilkunde@kliniken-essen-mitte.de
www.kliniken-essen-mitte.de

Krankenhaus für Naturheilweisen
Seybothstraße 65
 81545 München-Harlaching
Telefon 089/62505-0
info@kfn-muc.de
www.krankenhaus-naturheilweisen.de

www.maria-lohmann.de

Register

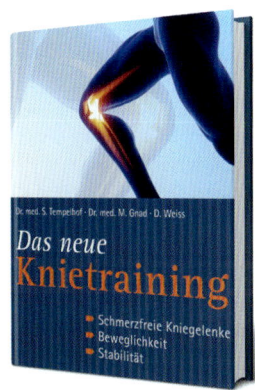

Tempelhof/Gnad/Weiss
Das neue Knietraining
80 Seiten, durchgehend farbig,
gebunden, Format: ca. 15,0 x 18,0 cm
ISBN: 978-3-86820-261-8

Dynamische und schmerzfreie Kniegelenke

Nur die Muskeln um das Kniegelenk herum zu trainieren, das war einmal. Heute weiß man, dass gerade unser Knie von mehreren wichtigen Muskelschlingen, die von Kopf bis Fuß reichen, unterstützt wird. Mit dem neuen osteopathischen Knieprogramm werden alle wichtigen Muskelschlingen trainiert, um dauerhaft schmerzfrei zu sein.

www.nikol-verlag.de

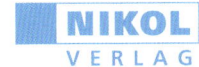

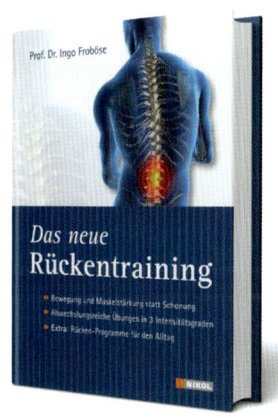
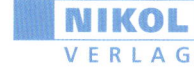